AF326148

BIBLIOTHÈQUE MÉDICALE

PUBLIÉE SOUS LA DIRECTION

DE MM.

J.-M. CHARCOT	G.-M. DEBOVE
Professeur à la Faculté de médecine de Paris, membre de l'Institut.	Professeur à la Faculté de médecine de Paris, médecin de l'hôpital Andral.

BIBLIOTHÈQUE MÉDICALE

CHARCOT-DEBOVE

VOLUMES PARUS DANS LA COLLECTION

V. Hanot. — La Cirrhose hypertrophique avec ictère chronique.
G.-M. Debove et **Courtois-Suffit.** — Traitement des Pleurésies purulentes.
J. Comby. — Le Rachitisme.
Ch. Talamon. — Appendicite et Pérityphlite.
G.-M. Debove et **Rémond** (de Metz). — Lavage de l'estomac.
J. Seglas. — Des Troubles du langage chez les aliénés.
A. Sallard. — Les Amygdalites aiguës.

POUR PARAITRE PROCHAINEMENT

P. Daremberg. — Traitement de la phtisie pulmonaire.
P. Sollier. — Les Troubles de la mémoire.
I. Straus — Le Bacille de la Tuberculose.
P. Yvon. — Notions de pharmacie nécessaires au médecin.
L. Capitan. — Thérapeutique des maladies infectieuses.
L. Dreyfus-Brisac et **I. Bruhl.** — Phtisie aiguë.
G.-M. Debove et **J. Renault.** — Ulcère de l'estomac.
Ch. Luzet. — Traité de la chlorose.
De Sinety. — Stérilité chez la femme.

Chaque volume se vend séparément. Relié : 3 fr. 50.

LES
AMYGDALITES AIGUËS

PAR

A. SALLARD

ANCIEN INTERNE DES HÔPITAUX

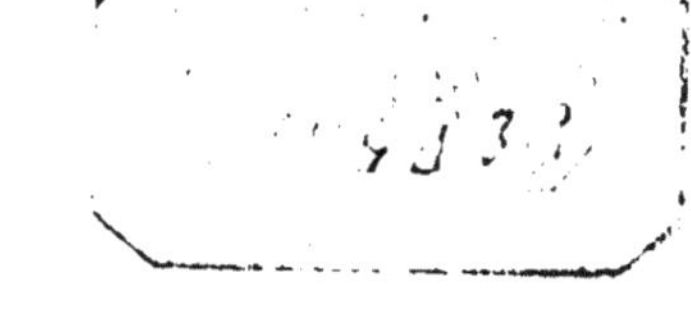

PARIS

J. RUEFF ET Cⁱᵉ, ÉDITEURS

106, BOULEVARD SAINT-GERMAIN, 106

1892

Tous droits réservés

LES
AMYGDALITES AIGUËS

CHAPITRE PREMIER

Anatomie normale et physiologie des amygdales.

Avant d'aborder l'étude des inflammations aiguës des tonsilles, il n'est pas sans intérêt de jeter un coup d'œil sur la configuration extérieure de ces organes, ainsi que sur les connexions qu'ils offrent avec les divers éléments du pharynx. Leur irrigation sanguine, leur innervation et les radicules qu'y présente le système lymphatique, méritent une égale attention. Un aperçu de leur structure histologique n'est pas moins indispensable à la compréhension des altérations que peuvent leur imprimer les quelques états pathologiques que nous avons à passer en revue. Leur évolution s'éclairera d'un jour plus vif encore, lorsque nous aurons exposé les fonctions probables de l'appareil lymphoïde du pharynx, telles qu'elles semblent se dégager des plus récentes données scientifiques.

Postées symétriquement à droite et à gauche, au seuil de l'arrière-bouche, sur les confins latérales de la base de la langue, les amygdales palatines qui nous occuperont d'abord, sont logées dans les excavations ogivales que leur ménagent, en descendant de la luette, les piliers antérieur et postérieur du voile du palais.

Forme habituelle et direction.

On a comparé leur *forme* à celle d'une amande aplatie transversalement. On peut considérer leur direction comme oblique de haut en bas et d'avant en arrière.

Dimensions.

Leurs *dimensions* sont variables suivant l'âge. Relativement saillantes chez l'enfant, leur atrophie serait un fait habituel chez l'adulte et le vieillard. Normalement, elles ne doivent en somme, ni dépasser le plan des piliers, ni faire bomber en avant le pilier antérieur. (Balme[1].) Le diamètre vertical varie suivant les auteurs de 10 à 25 millimètres. L'antéropostérieur de 7 à 15 millimètres, le transversal enfin de 8 à 15 millimètres.

Couleur des amygdales chez les sujets sains.

Chez les sujets sains, *la couleur* de la muqueuse qui tapisse les tonsilles ne diffère pas sensiblement de celle du reste de la muqueuse buccale. Habituellement rosée, elle ne passe au rouge vif, que sous l'influence de poussées phlegmasiques aiguës. Elle est cependant susceptible de présenter cette teinte d'une manière permanente chez les sujets atteints d'irritations chroniques du pharynx dues à l'abus de la fumée de tabac ou des boissons alcooliques.

---

1. **Balme**, *De l'hypertrophie des amygdales*, thèse de Paris, 1888.

La forme aplatie de l'amygdale palatine permet de lui reconnaître un bord antérieur et un bord postérieur; une face interne et une face externe; une extrémité supérieure et une extrémité inférieure. Cette division que nous devons conserver pour la commodité de la description, n'est pas toujours, il faut l'avouer, absolument conforme à la réalité. La forme de cette glande offre, en effet, suivant les sujets et suivant l'âge, plus d'une variante. Comblant tantôt la loge amygdalienne, de saillies irrégulières qui par leur alternance avec des sillons rappellent la disposition des circonvolutions cérébrales, et constituant alors une masse entièrement sessile, on la voit plus souvent dégagée des piliers, maintenue en place par un véritable pédicule. Allongée en amande, suivant la comparaison classique, elle peut fort bien se renfler en noisette, ou même, ce qui est déjà pathologique, acquérir le volume d'une petite noix. Sa surface encore lisse et assez uniforme chez les jeunes enfants, parsemée de petits orifices également espacés qui ne sont autres que ceux des cryptes, perd le plus souvent ce caractère de symétrie chez l'adulte; et cela, surtout lorsqu'elle a été à plusieurs reprises visitée par l'inflammation. Il est alors habituel de la voir se creuser de sillons capricieux qui en dilatant et déformant les pertuis lacunaires, lui communiquent un aspect ficelé.

Le bord antérieur est en rapport avec le pilier auquel il adhère dans sa moitié inférieure. La

adhérer pathologiquement au pilier antérieur.

moitié supérieure, au contraire, est à l'état normal parfaitement libre, c'est-à-dire qu'un stylet glissé entre elle et la face profonde du pilier y maneuvre sans obstacle. Il n'en serait pas de même lorsque l'amygdale a subi plusieurs poussées inflammatoires ; les adhérences pathologiques pourraient alors lier intimement les deux surfaces en présence, oblitérant ainsi une ou plusieurs lacunes. Selon Clarence Rice [1], c'est à cette malformation qu'il conviendrait d'attribuer le plus souvent la forme péritonsillaire de l'angine phlegmoneuse. A propos de celle-ci, nous reviendrons sur ce mécanisme pathogénique, dont nous laissons, du reste, à son auteur l'entière responsabilité.

Rapports du bord postérieur.

Le bord postérieur de la tonsille est parallèle au pilier postérieur dont le sépare une dépression dans laquelle plonge la muqueuse en passant de l'un à l'autre. Ce sillon peut s'effacer, lorsqu'une collection purulente se développe dans l'intervalle de l'amygdale et du pilier ; celui-ci peut aussi quelquefois devenir lui-même le siège de semblables foyers, d'un accès d'autant plus difficile, que le volume de la glande est alors presque toujours accru et les masque plus ou moins complètement.

Effets sur l'amygdale, de la contraction des piliers.

La contraction simultanée des deux piliers a pour effet de faire saillir l'amygdale vers la ligne médiane. C'est en la provoquant, que l'abaisse-

1. CLARENCE RICE, *Étiologie du l'amygdalite suppurée et son traitement chirurgical* (**Medical Record. N. York, 31 juin 1891).

ment de la langue facilite son examen. La déglutition, elle aussi, donne lieu au même phénomène. On conçoit dès lors qu'elle puisse devenir la source de vives douleurs, et que la régularité de la fonction soit plus ou moins compromise, dès que l'organe est le siège d'un gonflement phlegmasique quelconque.

Lorsque la tonsille est le foyer d'une tuméfaction extrême, elle peut se trouver littéralement bridée par le pilier antérieur, tellement que le soulagement ne peut être obtenu qu'au prix de l'incision de son bord libre.

L'extrémité inférieure de l'amygdale est séparée des bords de la langue par un intervalle de 8 à 10 millimètres.

L'extrémité supérieure ne se prolonge pas en haut jusqu'au point de réunion des deux piliers et en est séparée par une petite dépression décrite par les anatomistes sous le nom de : fossette susamygdalienne.

La face interne dont nous avons décrit les divers aspects, est libre : elle est tapissée par la muqueuse pharyngée qui s'invagine aussi dans les cryptes. On remarque, en effet, à sa surface des orifices (au nombre de 6, 8, 10, 12, 16, suivant les auteurs) ponctiformes chez les enfants, élargis chez les adultes en forme de fentes, d'étoiles, ou d'infundibula. Un stylet introduit dans l'un d'eux pénètre dans une cavité anfractueuse, profonde ou non, en raison directe du volume de l'organe, terminée par un ou plusieurs culs-de-sac. Les processus divers qui intéressent l'amygdale, peuvent, soit rester assez superficiels pour n'effleurer que la portion visible de sa muqueuse de revêtement, soit, au contraire, envahir celle qui plonge dans les lacunes. On a alors l'amygdalite crypteuse ou lacunaire des auteurs.

La face externe de la tonsille est adhérente ; sa base d'implantation est plus ou moins large, suivant que la glande est sessile ou pédiculée. Elle repose sur le petit muscle amygdaloglosse qui la sépare de la membrane fibreuse du pharynx doublée du constricteur supérieur et du muscle styloglosse. Malgré leur nombre, l'ensemble de ces éléments ne constitue pas une cloison bien épaisse. Entre elle et l'amygdale munie de sa capsule conjonctive, se trouve une mince couche de tissu cellulaire qui est le siège le plus habituel du phlegmon péritonsillaire. De l'autre côté de la cloison, la glande répond à l'espace maxillopharyngien, loge prismatique triangulaire close en arrière à sa base par le plan des muscles prévertébraux, en dedans par la paroi pharyngée en question, en dehors par le muscle ptérygoïdien interne. Cette excavation comblée par un tissu cellulo-adipeux communiquant avec celui de la fosse zygomatique et de la région soushyoïdienne est traversée de bas en haut par le faisceau vasculonerveux du cou (constitué d'avant en arrière et de dedans en dehors par la carotide interne, les nerfs pneumogastrique et grand sympathique. et la veine jugulaire interne). Il en résulte que la face externe de l'amygdale ne se trouve séparée de la carotide interne que par une distance de 1 centimètre à 1 cent. 1/2 (Richet); pour Tillaux, ce rapport serait même encore plus direct. Quoi qu'il en soit, il importe de ne pas perdre de vue ce dangereux voisinage, lorsqu'on sera appelé à inciser un abcès péritonsillaire. Pour éviter sûrement la lésion de l'artère, on aura soin de porter le bistouri directement d'avant en arrière, le tranchant regardant en bas et en dedans. On verra que le pus d'un phlegmon périamygdalien peut, en se faisant jour à travers la cloison pharyngée, contaminer l'espace maxillopharyngien et devenir ainsi l'origine indirecte de ces ulcérations de la carotide dont il a été publié quelques cas presque toujours mortels, après formation d'un anévrisme faux primitif ouvert spontanément, ou même chirurgicalement, dans l'arrière-bouche. Au sein du tissu cellulograisseux qui comble l'espace maxillopharyngien, nagent deux ou trois ganglions lymphatiques situés en dehors du faisceau vasculonerveux. Ils peuvent devenir la source d'adénophlegmons propres à la cavité qui les loge. Le pus refoule alors veine, artère et nerfs, vers la ligne médiane avec la tonsille qui les recouvre. D'où le précepte de ne pas inciser dans ces cas par la voie buccale.

Au delà de l'espace maxillopharyngien, la face adhérente de l'amygdale répond extérieurement à l'angle de la mâchoire inférieure.

La pression derrière celui-ci provoque habituellement la douleur en cas d'amygdalite aiguë. Deux doigts, l'un appliqué sur cette région, l'autre à l'intérieur de la bouche, peuvent apprécier le volume de l'amygdale. ou sentir la fluctuation d'un abcès.

Telle est la configuration extérieure de l'amygdale palatine et l'ensemble des rapports qu'elle affecte avec les parties qui l'environnent. Nous devons maintenant déterminer quelle est sa *structure* intime et quels renseignements le microscope peut nous fournir sur les détails qu'elle présente. Un prolongement de la muqueuse buccale revêt la tonsille dans toutes ses anfractuosités. La structure histologique de cette membrane ne se modifie pas sensiblement à cette occasion. Elle est donc constituée par un épithélium pavimenteux stratifié recouvrant des papilles vasculaires qui existent surtout à la surface de l'organe, et restent très rares dans les lacunes. L'épithélium présente trois couches qui rappellent celles de l'épiderme : une couche profonde analogue à la couche de Malpighi de la peau, une couche moyenne à cellules légèrement aplaties non dentelées, une couche superficielle composée de cellules lamellaires en desquamation constante. Cette dernière fonction peut, à l'occasion des poussées inflammatoires, s'exagérer au point de former à la surface des amygdales des accumulations de déchets cellulaires qui à l'état de pellicules blanchâtres représentent l'enduit dit pultacé ; celui-ci, au premier aspect peut être confondu avec la fausse membrane. Cette prolifération épithéliale n'est pas moindre à l'intérieur des cryptes où elle donne naissance à des bouchons caséeux riches en acides gras et en bactéries, capables de subir à la longue une véritable dégénérescence calcaire pour devenir l'origine de ce qui a été décrit sous le nom de calculs de l'amygdale. C'est la réplétion aiguë des lacunes par ces débris cellulaires qui constitue l'amygdalite sébacée ou crypteuse.

Que trouve-t-on sous cette muqueuse? on rencontre un tissu qui, à l'examen microscopique, offre tous les caractères du tissu conjonctif réticulé, c'est-à-dire qu'on le voit constitué par un réseau très délicat de fibres conjonctives fines entrecroisées en tous sens et recouvertes par des cellules plates fort minces s'appliquant sur elles intimement à la manière d'un vernis. Ce réseau est traversé par des artérioles, des veinules, sur la distribution desquelles nous reviendrons ; mais ce qui frappe surtout l'observateur, ce sont les innombrables cellules lymphatiques qui encombrent et masquent ses mailles, si bien que pour se rendre clairement compte de leurs dispositions, il faut avant tout balayer au pinceau la coupe que l'on examine. Sans cette précaution, on ne verra qu'un amas confus de fibres enchevêtrées et de cellules rondes. Ces dernières qui, par leurs propriétés sont identiques aux leucocytes, aux cellules embryonnaires, en offrent aussi les attributs; sphériques, à double contour, formées d'une masse de protoplasma granuleux dont les dimensions atteignent 10 à 15 μ elles ont un noyau, en général volumineux, et plusieurs nucléoles; si au lieu d'un seul noyau, on leur en trouve plusieurs, petits et anguleux, on peut en conclure que l'élément en question est en voie de destruction.

Si nous insistons sur ces cellules lymphatiques des amygdales, c'est que nous verrons qu'elles jouent un rôle majeur dans les phlegmasies tonsillaires. Elles se multiplient, en effet, d'une manière prodigieuse, et proportionnellement au degré de la contamination de la glande; car elles sont très probablement destinées à combattre l'invasion de son parenchyme, par les microorganismes, qu'elles absorbent au besoin et digèrent. Nous nous réservons d'exposer plus longuement ce curieux phénomène en traitant de la physiologie des amygdales.

Le réticulum tel que nous l'avons montré ne constitue pas à lui seul le tissu lymphoïde. On sait que les follicules clos en sont l'élément principal; on aperçoit, en effet, plus ou moins rapprochées de la muqueuse qui tapisse les lacunes et plus ou moins régulièrement alignées, des masses sphériques de nombre très variable d'un diamètre de 0,28^{mm} à 0,50^{mm} en moyenne, dont la paroi à un examen plus attentif apparaît constituée simplement par une condensation du réticulum au milieu duquel nagent ces follicules, réticulum qui dans ce but rétrécit notablement ses mailles et forme un feutrage plus régulier. On rencontre aussi dans leur sein d'innombrables cellules lymphatiques. Les follicules sont les foyers primitifs des inflammations parenchymateuses des amygdales, dont les divers degrés correspondent au plus ou moins grand nombre de ces éléments qui y participent. La pullulation des cellules lymphatiques y peut être assez active pour entraîner la suppuration (amygdalite suppurée vraie).

La structure des amygdales est complétée par une charpente fibreuse constituée essentiellement par une capsule qui double sa face adhérente et dans laquelle elle s'enfonce comme un œuf dans son coquetier. De sa concavité, rayonnent des cloisons conjonctives qui transforment chaque crypte doublée de son tissu adénoïde et de ses follicules clos en autant de glandes folliculeuses composées (Cornil et Ranvier). *Charpente fibreuse de l'amygdale.*

Frey a décrit des *glandes en grappe* qui viendraient s'ouvrir au pourtour de l'amygdale ou dans ses cryptes. Wagner en nie l'existence à l'état normal chez l'homme. *Glandes en grappe.*

L'irrigation sanguine des follicules est dans l'amygdale ce qu'elle est dans les autres organes lymphoïdes ; artérioles et veinules serpentent dans les intervalles qui leur sont ménagés entre eux et forment à leur surface même un élégant réseau capillaire qui envoie vers leurs centres de fines branches rayonnées (Frey). *Vaisseaux sanguins de l'amygdale.*

Les *veines* de l'amygdale sont très développées et forment un réseau très riche qui occupe les espaces interfolliculaires ; elles vont se déverser *Veines.*

dans le plexus tonsillaire, dépendance du plexus pharyngien (Sappey).

Pour Wagner, elles formeraient deux plans : 1° l'un postérieur communiquant avec les veines de la muqueuse pituitaire et se jetant dans le réseau de la fosse temporale ; 2° l'autre antérieur communiquant avec les veines de la base de la langue et se déversant par la veine pharyngienne dans la jugulaire interne.

Les *artères* forment dans l'amygdale un réseau très fin et très riche, plus étroit et plus serré dans le tissu interfolliculaire, rayonné dans les papilles du chorion sous-épithélial. Ses origines sont multiples. Les branches qui contribuent à sa formation sont :

L'artère *dorsale de la langue*, branche de la linguale.

La *palatine inférieure*, branche de la faciale.

La *palatine supérieure*, branche de la maxillaire interne.

La *pharyngienne inférieure*, branche de la carotide externe.

Les lymphatiques de l'amygdale ont échappé longtemps aux investigations des anatomistes. Sappey a nié leur existence. Frey, au contraire, en donne une bonne description. Ils prennent naissance dans des culs-de-sac au niveau de la couche qui limite les lacunes, dans des réseaux annulaires qui entourent les follicules et dans le tissu interfolliculaire. Ils grandissent peu à peu et arrivés aux confins de la face adhérente de la tonsille, sont déjà volumineux, pourvus de valvules et de renflements ganglionnaires. Ils descendent de là pour aller rejoindre les lymphatiques de la base de la langue et se jeter dans les trois ou quatre ganglions situés à l'angle de la mâchoire et au niveau de l'os hyoïde. On voit par là dans quelles régions devront être recherchées les adénopathies symptomatiques des infections tonsillaires.

Les nerfs de l'amygdale ont une origine complexe. Le glossopharyngien en fournit la majorité. Quelques filets lui viennent du pneumogastrique par ses rameaux pharyngien et laryngé supérieur.

Enfin le spinal qui, par son anastomose avec le pneumogastrique fournit des filets à ces derniers rameaux, contribue probablement aussi pour sa part à cette innervation (Balme).

Les filets du glossopharyngien forment à la face externe de l'amygdale un petit plexus mentionné par Andersch sous le nom de *plexus tonsillaire*. Pappenheim[1] a pu suivre les tubes nerveux jusque dans la muqueuse de l'amygdale, où ils se termineraient par des réseaux.

Les nerfs sympathiques émanent du ganglion cervical supérieur.

L'anastomose du glossopharyngien avec les filets nerveux sensitifs de la caisse du tympan rend assez bien compte de la douleur d'oreille quelquefois si vive qui peut accompagner l'amyg-

---

1. PAPPENHEIM, *Med. Zeitung von Preussen*, 1841.

dalite, même en l'absence de toute inflammation de la muqueuse des trompes.

Le *développement* de l'amygdale palatine s'effectue aux dépens de la muqueuse de l'arrière-bouche dont elle n'est, en somme, qu'un repli modifié. On la voit apparaître vers le quatrième mois de la vie intrautérine, sous forme d'une fente s'ouvrant au niveau et un peu au-dessus de l'orifice de la trompe d'Eustache. Au cinquième mois, ce cul-de-sac offre déjà plusieurs cavités secondaires, mais il n'y a pas encore de follicules. Ceux-ci ne deviennent bien nets que chez le nouveau-né. La muqueuse infiltrée de nombreuses cellules se montre alors subdivisée en segments limités par d'épaisses cloisons conjonctives de formation nouvelle. (Kölliker[1].)

Au point de vue histologique, l'amygdale se montre donc avant tout avec tous les caractères et les attributions d'un organe lymphoïde. Elle se rattache conséquemment par des liens d'étroite parenté aux autres organes de cette famille et offre chez les mêmes sujets des susceptibilités identiques. On peut donc la rapprocher des ganglions lymphatiques, des plaques de Payer, de la rate, et, en général, de tous les organes à follicules clos. Cette particularité explique comment les sujets dits lymphatiques sont atteints simultanément d'hypertrophies ganglionnaires et d'hypertrophie tonsillaire, comment aussi la diathèse

---

1. Kölliker, *Embryologie*, traduit par Schneider, 1882.

leucocythémique peut s'accompagner de tumeurs amygdaliennes.

Les amygdales ne constituent pas à elles seules le système adénoïde du pharynx. Jeanselme[1] a bien montré que l'isthme du gosier était entouré d'un véritable anneau lymphatique à peine brisé constitué, indépendamment des amygdales proprement dites, par toute une série de follicules lymphatiques agminés, semés sur la base de la langue, sur les piliers et surtout sur la paroi postérieure du pharynx où ils s'entassent pour former, au niveau du point où la muqueuse tapisse la base du crâne, une masse épaisse de quelques millimètres qui va transversalement d'une trompe d'Eustache à l'autre. C'est à cette masse que l'on a pu donner le nom d'amygdale pharyngienne, tant sa structure se rapproche de celle des tonsilles elles-mêmes. On pourrait donc dire avec Jeanselme que, « sans forcer l'analogie, l'arrière-gorge est doublée par un ganglion lymphatique étalé ». L'amygdale pharyngienne a pris dans ces dernières années une grande place en pathologie gutturale, et le développement excessif de ses éléments a accaparé une bonne part des troubles attribués antérieurement à l'hypertrophie des tonsilles.

Quoique l'inflammation aiguë des amygdales

L'appareil lymphoïde du pharynx ne se réduit pas à l'amygdale proprement dite.

---

1. Jeanselme, *De l'arrière-gorge et de l'amygdale en particulier considérées comme portes d'entrée des infections.* (*Gaz. des Hôpitaux*, 25 janvier 1890.)

accessoires paraisse encore un fait exceptionnel, sa réalité est actuellement bien prouvée par quelques observations indiscutables. L'étude de ces organes s'impose donc à nous au même titre que celle des amygdales palatines. Nous avons montré plus haut l'amygdale pharyngée jetée entre les deux fossettes de Rosenmuller.

Là, existe une agglomération de glandes folliculeuses simples ou composées dont l'*épaisseur* peut, pour Kölliker, atteindre 9 millimètres tandis que, selon Luschka, celle-ci ne dépasserait jamais le chiffre de 8 millimètres. Le même auteur lui assigne 3 centimètres comme *longueur* moyenne ; les dimensions sont du reste variables suivant les âges. Très développée chez l'enfant, l'amygdale pharyngée l'est bien moins chez l'adulte et disparaît presque totalement chez le vieillard.

La *configuration* extérieure est assez inconstante. On ne peut l'observer qu'à l'aide du miroir laryngoscopique, car elle se trouve presque entièrement masquée par le voile palatin.

Lorsqu'elle est bien développée, elle apparaît sous forme de deux séries de bandelettes glanduleuses, distribuées symétriquement de chaque côté de la ligne médiane, et que séparent entre elles trois ou quatre fentes profondes, affectant soit une direction longitudinale, soit la disposition d'arcs à concavité interne, ce qui a permis d'en comparer l'aspect à celui de la surface extérieure du cervelet, dont l'amygdale pharyngée rappelle assez bien les cannelures.

Quant à sa *structure*, Frey a bien montré qu'elle était identique à celle de l'amygdale palatine. On y retrouve, en effet, le même réticulum, les mêmes follicules clos, remplis de cellules lymphatiques.

Seule la muqueuse de revêtement diffère. Elle est tapissée par un épithélium cylindrique à cils vibratils, recouvrant une couche de cellules cubiques ou polygonales qui peut exister seule. Les glandes, en grappes nombreuses, qui viennent déboucher à sa surface, s'interposent entre les différents groupes de follicules clos.

L'appareil vasculaire y est d'une richesse très variable, suivant les sujets. Les *artères* qui contribuent à le former sont multiples. Ce sont la pharyngienne inférieure, branche de la faciale, la vidienne et la pharyngienne supérieure, branches de la maxillaire interne. Les *lymphatiques* se rendent au gros ganglion, situé au devant du corps de l'axis (Balme).

Luschka a décrit sous le nom de bourse pharyngienne, un sillon, transformé parfois en un canal véritable, creusé à la partie médiane de l'amygdale-pharyngée. Dirigé obliquement d'arrière en avant, celui-ci est habituellement enfundibuliforme et offre un diamètre qui varie de un à plusieurs millimètres. Sa signification réelle est encore mal déterminée, on l'a comparé à une crypte analogue à celle de la tonsille palatine.

L'amygdale linguale, elle aussi, est invisible à

guale, limites, éléments qui la composent.

l'observateur non muni du miroir laryngé. Elle est constituée par l'ensemble des follicules lymphatiques qui se pressent sur le quart postérieur du dos de la langue, dont ils infiltrent la muqueuse depuis la ligne des papilles caliciformes jusqu'à l'épiglotte. L'apogée de son développement est atteint à l'époque de la puberté. On la voit alors formée d'éléments, tantôt isolés, tantôt réunis par groupes dont le volume est ordinairement comparable à celui d'une lentille.

Structure des follicules linguaux.

Sa structure a été bien précisée par Frey. Les follicules clos de la langue se groupent autour de petites cavités infundibuliformes d'une profondeur variable pouvant atteindre 3,5 millimètres et plus. La muqueuse linguale, munie de ses papilles et de son épithélium pavimenteux, plonge dans ces dépressions pour les tapisser. On trouve ces dernières doublées d'un tissu conjonctif réticulé, qui loge de nombreuses cellule lymphatiques et présentent çà et là de petits follicules; ceux-ci peuvent manquer complètement. Une capsule fibreuse enveloppe, en général, l'ensemble du système. La région est riche en glandes en grappes dont les canaux excréteurs s'ouvrent, tantôt dans les cavités folliculaires même, tantôt autour de leurs orifices.

Vaisseaux et nerfs de l'amygdale linguale.

Les *artères* de l'amygdale linguale sont fournies par la dorsale de la langue. Les veines vont à la veine correspondante et par cette voie à la jugulaire interne.

Les *lymphatiques* aboutissent deux ganglions

superposés, situés au devant de la jugulaire interne, sur les côtés du cartilage cricoïde.

Le glossopharyngien, par ses rameaux linguaux, le laryngé supérieur par ses branches antérieures, donnent à l'amygdale linguale ses filets nerveux.

Nous ne citerons que pour mémoire les follicules lymphoïdes isolés, qui se trouvent disséminés, en grand nombre, sur la muqueuse du pharynx, représentant sur les côtés de véritables colonnes verticales, parallèles aux piliers postérieurs, qui, lorsqu'elles sont hypertrophiées peuvent donner l'illusion d'un troisième pilier surajouté (Balme). On n'a jamais, croyons-nous, observé de phlegmasies aiguës du pharynx, limitées à ces seuls éléments.

Follicules aberrants du pharynx.

Aussi nous hâtons-nous d'aborder l'étude des fonctions variées attribuées à l'ensemble des organes que nous venons de décrire.

La *physiologie* des amygdales demeure même à l'heure actuelle assez obscure, et leur rôle dans l'organisme humain n'est déterminé que d'une manière plus qu'imparfaite. Ce qui paraît hors de doute, c'est que leur absence n'a nul retentissement notable sur la santé générale, non plus que sur le bon fonctionnement du pharynx ; on ne remarque aucune particularité bien digne d'être signalée chez les sujets qui ont subi l'amygdalotomie. On peut dire, il est vrai, que l'organe enlevé est suppléé par ses analogues voisins.

Fonctions physiologiques des tonsilles. Leur ablation n'est suivie d'aucun trouble notable.

Si l'on passe en revue les différentes hypothèses

auxquelles la physiologie des tonsilles a donné naissance, on voit qu'elles furent successivement considérées comme des glandes et comme des organes hématopoïétiques. On tend maintenant à leur attribuer un rôle dans la destruction des germes accidentellement introduits dans l'organisme ; cette dernière conception est éminemment ingénieuse et philosophique, mais la preuve n'en est pas encore faite expérimentalement.

Leur rôle, paraît insignifiant dans la déglutition.

Considérer avec les anciens auteurs l'amygdale comme une glande concourant à la lubréfaction du bol alimentaire pendant la déglutition est une supposition qui se présente naturellement à l'esprit, étant donnée la situation de l'organe et son entrée en jeu dans l'acte en question. Mais il faut bien avouer que l'amygdale est un ganglion lymphatique bien plus qu'une glande et que sa sécrétion se réduit aux déchets de son épithélium de revêtement et à celle des rares glandes en grappe de sa muqueuse, dont les produits n'ont rien de spécifique. Que de sujets, du reste, demandent à en être privés pour mieux déglutir !

Rôle douteux dans l'élaboration des leucocytes.

C'est par analogie qu'a été proclamé le *rôle hématopoïétique* de l'amygdale, en raison de sa structure voisine de celle de la rate et du corps thyroïde, sur le rôle précis desquels nous ne sommes, du reste, pas beaucoup plus édifiés. On a voulu voir dans ces amas de follicules, un véritable laboratoire de globules blancs ; eu égard au grand nombre de cellules lymphatiques qui y pullulent, ces dernières ayant été longtemps regardées comme prenant naissance dans les follicules clos. Cette opinion, du reste, est encore professée par quelques-uns. Tout cela bien évidemment n'est qu'hypothèse pure et ne repose sur aucune expérience, sur aucun fait clinique précis.

La théorie qui attribue aux amygdales un *rôle dans la destruction des germes* est basée sur celle de la phagocytose exposée et défendue avec talent par Metchnikoff [1]. On sait que pour cet auteur, la cellule entrerait en lutte au sein même de l'organisme avec les microbes pathogènes pour les empêcher de nuire et même les supprimer. Cette mission serait dévolue tout particulièrement à certaines cellules appelées phagocytes, identiques morphologiquement aux cellules lymphatiques. Ces cellules se multiplieraient par diapédèse en raison directe du danger couru par l'organisme et opposeraient aux germes morbides une résistance d'autant plus efficace, que ceux-ci trouvent ce dernier dans un état d'équilibre normal. Metchnikoff a pu suivre l'évolution de ces phagocytes, il a pu voir englobés dans leur protoplasma des microorganismes subtilisés par la suite et supprimés par une sorte de digestion intra-cellulaire. Il est clair que la victoire de ces phagocytes n'est pas toujours complète ; on peut les voir périr à la peine et leurs tentatives de résistance aboutir par une prolifération vaine, à

L'amygdale considérée comme source de cellules chargées de détruire les germes.

---

1. **Metchnikoff**, *Annales de l'Institut Pasteur*, avril et juillet 1887.

la suppuration. On peut les voir même manquer entièrement à leur mission et laisser l'invasion microbienne gagner la grande circulation. Mais leur histoire n'en est pas moins d'un très vif intérêt et les déductions pathologiques auxquelles elle se prête demeurent pleines de séductions.

L'énorme quantité de leucocytes qui encombrent les mailles du tissu adénoïde le désignaient bien clairement aux physiologistes comme un des centres les plus actifs de la fonction phagocytaire. De là à considérer les amygdales de même que les ganglions lymphatiques, comme des philtres vigilants, destinés à arrêter sur le chemin de la grande circulation, les microbes en rébellion contre l'organisme vivant, il n'y avait qu'un pas. C'est ainsi que cette idée si suggestive a été adoptée par le plus grand nombre. Bouchard [1] considère les amygdales comme des lieux de dépôt où les germes, grâce à une diapédèse facile, sont mis hors d'état de nuire. Pour lui, ces germes viendraient plus souvent y échouer charriés par le sang déjà envahi, qu'introduits là par effraction venant de la cavité buccale. Cette dernière hypothèse est cependant aussi soutenable, la bouche servant de séjour habituel à plusieurs espèces pathogènes retrouvées à diverses reprises dans les amygdales (le staphylocoque doré, le streptocoque, le pneumocoque) : Les tonsilles paraîtraient différer sur ce point de

---

1. BOUCHARD, *Maladies infectieuses*. Leçons 87-88.

la rate et des plaques de Payer qui ne semblent guère réagir qu'en présence d'une infection totale de l'économie.

Telle est la théorie phagocytaire adaptée aux amygdales. Elle est, comme nous le verrons, féconde en déductions pathologiques et pathogéniques applicables aux différentes formes de l'angine tonsillaire. En effet, l'amygdale semble bien, par sa forme anfractueuse, disposée pour arrêter les germes. Même chez les sujets sains, on rencontre dans ses cryptes de nombreux microorganismes, dont quelques-uns appartiennent aux espèces pathogènes déjà citées, qui vivent, du reste, habituellement dans la bouche (le staphylocoque, le streptocoque et le pneumocoque). Il suffit que l'organisme mis en état de moindre résistance par le froid ou le surmenage, soit mal défendu par l'amoindrissement de sa fonction phagocytaire, pour que ces germes prennent l'offensive et l'envahissent.

Nous ne citerons que pour mémoire le *rôle absorbant* attribué par Hingston Fox [1] à l'amygdale. Pour cet auteur, les tonsilles appartiennent essentiellement par leur situation et par leur structure à l'appareil digestif; elles ne sécrètent aucun liquide lubréfiant destiné à humecter le pharynx pour faciliter la déglutition; leur fonction consisterait plutôt à absorber certaines sub-

Le rôle épurateur des amygdales paraît très probable.

---

1. Hingston Fox, *The Fonctions of the Tonsils (Journ. of Anatomy and Physiology*, t. XX, 1885-86).

stances par l'intermédiaire des leucocytes qui peuvent par diapédèse soit en sortir, soit y rentrer. Ilingston Fox en donne pour preuve, l'absorption par les tonsilles, des poisons morbides tirés directement de la salive qui les baigne. Cette théorie, qui n'a pas trouvé d'écho, croyons-nous, est absolument hypothétique, et ne repose sur aucune base sérieuse.

Réflexes divers ayant l'amygdale pour point de départ. Ses relations avec l'appareil génital.

Outre ces différents attributs fonctionnels, la *sensibilité réflexe* de l'amygdale prête à des considérations intéressantes. Les liens physiologiques que l'on a de tout temps voulu établir, entre elle et les organes génitaux, sont maintenant notion courante. Nous aurons à revenir sur ce sujet, à propos de l'angine cataméniale bien étudiée par Genet [1], ainsi que de l'orchite et de l'ovarite tonsillaires. L'angine ménorrhagique de Jaccoud, l'angine herpétique de Bertolle [2] cadrent aussi avec cette idée.

D'autres phénomènes, bien étudiés par Ruault [3], présentent la précision d'expériences physiologiques et sont, pour cette raison, très suggestifs.

La douleur d'oreille, spontanée, comme nous l'avons dit, dans certaines amygdalites, peut être éveillée très vive, par la cautérisation galvanique de la partie moyenne de l'amygdale. La brûlure

---

1. GENET, th. de Paris, 1881, n° 116.
2. BERTOLLE, *Union médicale*, 1886.
3. RUAULT, *De quelques phénomènes névropathiques réflexes d'origine amygdalienne. (Archives de Laryngologie,* 1888, p. 154.)

de son extrémité inférieure agirait, au contraire, sur le pneumogastrique en provoquant des crises de toux, de la gastralgie et de l'hypersécrétion acide de l'estomac. Ces troubles divers pourraient, pour Ruault, être mis parfois sur le compte, par le même mécanisme, de l'irritation nerveuse chronique occasionnée par l'hypertrophie des amygdales.

CHAPITRE II

Avant-propos et classification.

L'amygdalite a été connue de tout temps : qu'on l'appelle angine simple, angine catarrhale, ou qu'on lui attribue la dénomination qui spécifie un de ses signes les plus frappants qui est le gonflement des tonsilles, la maladie en question se trouve décrite dans tous les traités nosographiques, et tout le monde s'entend sur la nature et les limites de l'état morbide ainsi désigné.

Mais jusqu'à une époque peu éloignée de celle où nous écrivons, l'amygdalite est restée dans l'ombre : affection brève et bénigne, elle n'excitait qu'un intérêt médiocre et son histoire ne semblait digne d'aucun développement. Certes, il eût paru téméraire, il y a vingt ans, de consacrer à cette petite maladie un volume, alors que dans la clinique journalière, les praticiens lui accordaient à peine un coup d'œil. Nous n'avons pas l'ambition de tenter une réhabilitation qui est déjà à l'heure présente presque accomplie. Aux leçons de Bouchard, de Landouzy revient le mérite d'avoir éveillé l'attention sur ces sujets. Depuis, les progrès de l'étude des microorganismes appliquée à la pathologie humaine ont montré qu'à l'égal d'autres problèmes, celui des origines de l'amygdalite se montrait plus complexe qu'il n'était apparu à première vue. De là l'éclosion de travaux nombreux, de recherches originales sur la matière qui l'ont considérablement renouvelée.

Jadis, affection locale, épisode inflammatoire ne laissant nulle trace de son passage éphémère, l'angine tonsillaire, par la découverte dans son ensemble séméiologique, d'une foule de traits communs aux grandes pyrexies, a enfin conquis en pathologie infectieuse la place qui lui était si justement due. Nous chercherons à montrer quelle nouvelle physionomie elle semble devoir emprunter aux tendances de la science moderne.

L'amygdalite n'est pas une entité morbide bien définie. Ce n'est qu'un syndrome clinique.

Il importe avant tout de nous demander si l'ensemble des états morbides actuellement désignés sous le nom d'amygdalite, constitue à proprement parler un processus bien défini, dans sa forme et dans son unité pathogéniques, tels, par exemple, que la scarlatine, la variole, l'érysipèle, affections toujours identiques à elles-mêmes et se reproduisant toujours dans des conditions immuables ? Les résultats des quelques investigations qui ont été entreprises dans le but de préciser le, ou les microorganismes responsables de l'angine tonsillaire, paraissent plutôt défavorables à cette conception. Il semble, au contraire, en ressortir cette idée, que l'amygdalite n'est qu'un syndrome clinique, derrière lequel il est permis de découvrir des agents pathogènes d'ordres

divers qui, du reste, ne modifient pas sensiblement ses allures suivant leur nature propre. Il
existerait donc non plus une amygdalite, mais
des amygdalites, de même que l'on peut décrire
présentement des bronchopneumonies, des pleurésies purulentes, etc. Il est clair que l'homogé-
néité de ces derniers processus n'était douteuse
pour personne, il y a peu d'années, non moins
que celle de l'angine tonsillaire.

Cette complexité admise, est-il possible d'en
tirer profit dans une description clinique et de
tenter une classification naturelle des amyg-
lites, d'après les espèces de germes qui sont susceptibles de leur donner naissance? Rien bien évidemment ne serait plus rationnel que cette façon
de procéder et il est possible qu'elle soit, dans
l'avenir, utilisée. Mais avec des renseignements
encore aussi limités et aussi peu précis que ceux
dont nous disposons, il serait impraticable et
téméraire de l'entreprendre. Force nous est donc
d'adopter une division artificielle tout en reconnaissant son insuffisance et ses défauts. Avant de
l'exposer, nous devons d'abord chercher à définir
les amygdalites, ce qui n'est pas aussi aisé qu'on
pourrait le croire.

L'usage veut que le terme amygdalite soit
appliqué à toute une série d'infections aiguës
fébriles, dont le gonflement passager et douloureux des tonsilles, avec rougeur de l'isthme du
gosier, semble constituer le caractère dominant
et fondamental. Encore cette définition ne con-

cerne-t-elle exactement que les amygdalites régulières, puisque dans bien des cas, comme on le
verra, des symptômes généraux graves, des complications telles que : la pleurésie, l'endopéricardite, le rhumatisme, peuvent modifier profondément la scène morbide et faire passer au dernier
plan la réaction angineuse. Elle conserve cependant, même dans ces conditions, des caractères
suffisants pour éloigner tout équivoque. Ce qu'il
importe de préciser, c'est qu'il faut distraire des
amygdalites toute une classe d'infections qui ont
pour premier épisode un gonflement aigu des
amygdales. Ces organes, en effet, réagissent vis-
à-vis des agents pathogènes avec autant de facilité que les ganglions lymphatiques eux-mêmes
dont ils offrent la structure. Il est donc toute une
série de germes qui leur livrent le premier assaut.
Ainsi débutent la scarlatine, la variole, le rhumatisme, l'érysipèle. Mais pour ces affections, la
réaction tonsillaire n'est que fugitive et marque
le début d'une infection totale qui, par la suite,
se concentre sur d'autres appareils, lesquels, réa-
gissant eux-mêmes à leur façon, prêtent ainsi à
la maladie sa physionomie originale. On voit
combien serait vaste le champ des amygdalites
si l'on devait y englober tous les états morbides
à début angineux.

Division des amygdalites d'après leurs caractères cliniques. Ainsi comprises on peut établir entre les angines
tonsillaires des divisions très variées. On les a,
dans ces dernières années, multipliées à plaisir.
Presque toutes les classifications ont pour base

l'anatomie pathologique ; c'est aussi, pour les raisons que nous avons exposées, celle que nous choisirons. mais il nous semble superflu de conserver, dans la pratique, des distinctions qui, trop souvent. ne peuvent s'apprécier que le microscope en main. Nous croyons donc préférable de simplifier autant que possible et nous sommes convaincu que la division que nous proposons et que nous suivrons dans notre description symptômatique est capable de répondre à la plupart des besoins de la clinique journalière.

Nous étudierons dans un premier chapitre les *amygdalites non suppurées :* c'est dire que nous réunissons sous ce titre les états décrits par divers auteurs sous le nom : d'angine catarrhale. d'amygdalite folliculaire. et d'amygdalite parenchymateuse. Nous ferons suivre cette description par celle des phlegmasies catarrhales aiguës qui peuvent intéresser les amygdales accessoires.

Un autre chapitre sera consacré à l'étude de *l'amygdalite suppurée vraie,* c'est-à-dire des suppurations intratonsillaires, limitées au parenchyme de la glande.

La *périamygdalite,* ou la suppuration du tissu cellulaire qui sépare l'amygdale de sa loge, fera l'objet de notre troisième division, ainsi que la périamygdalite linguale phlegmoneuse.

Telles sont les trois classes dans lesquelles on peut ranger toutes les amygdalites. Mais il est des formes d'angines tonsillaires qui, tout en appartenant morphologiquement à l'une ou l'autre de ces catégories, offrent en même temps des symptômes généraux si graves, si variés, qu'elles se différencient, de ce fait, profondément du type commun. C'est l'ensemble de ces angines septiques que nous grouperons sous le titre d'*amygdalites anomales*.

Nous allons donc entrer dans cette étude qui, comme on pourra s'en convaincre, présente autant d'intérêt que celle de bien d'autres grandes infections, tant en raison de la fréquence extrême de la maladie en question, que de sa remarquable propension à récidiver et de la variété des physionomies qu'elle est susceptible de revêtir. Nous ne nous ferons cependant pas illusion sur notre ignorance de la nature véritable de ces états morbides, enveloppés d'un voile que la microbie actuelle commence à peine à soulever, pour démontrer le caractère tout factice de leur unité.

CHAPITRE III

Anatomie pathologique.

Les lésions anatomopathologiques dont les amygdales sont susceptibles de devenir le siège ont été étudiées bien plus longuement à propos de leurs inflammations chroniques que dans le cours des poussées aiguës qui peuvent les atteindre. Il faut en chercher la raison dans la bénignité habituelle des accidents en question, qui donnent très exceptionnellement lieu à des examens nécroscopiques. Les amygdalites chroniques, il est vrai, n'ont pas d'issue moins favorable ; mais l'ablation fréquente des tonsilles atteintes de cette façon offre aux anatomopathologistes un vaste champ d'études.

Quoi qu'il en soit, lorsqu'on a l'occasion d'examiner des amygdales enflammées d'une façon aiguë, voici ce que l'on peut constater. Lorsque la phlegmasie n'a pas été jusqu'à la suppuration, on remarque d'abord l'augmentation de volume de l'organe ; la muqueuse qui est restée plus ou moins rouge, est friable, elle se déchire facilement. A la coupe on trouve la tonsille envahie par un gonflement œdémateux et infiltrée d'un liquide

Les occasions d'étudier les lésions de l'amygdalite aiguë sont rares.

Lésions visibles à l'œil nu.

sérosanguin quelquefois visqueux, qui s'écoule de la surface de section. Outre ces altérations qui relèvent immédiatement de l'état aigu, il n'est pas rare d'en rencontrer d'autres, résultant d'un état inflammatoire chronique antérieur, telles que induration fibreuse de toute ou partie de la glande, gonflement des cryptes dilatées par des masses caséeuses ou puriformes. On ne devra pas mettre ces dernières sur le compte de l'angine aiguë, elles existent en effet d'une manière courante chez les adultes sujets aux amygdalites à répétition.

Lésions occasionnées par la suppuration. Leurs divers degrés. Lorsque la suppuration a servi de conclusion à l'angine, elle imprime aux lésions des caractères plus tranchés et la situation des foyers purulents domine leur histoire.

A un premier degré, la suppuration est à peine ébauchée, il y a juste assez de pus pour qu'il soit inutile de recourir au microscope pour déceler sa présence. A la coupe de la tonsille, on voit simplement sourdre à la pression sur un ou plusieurs points, de petites gouttelettes de pus, dont le nombre est proportionnel à celui des follicules atteints, car comme nous le verrons, c'est presque constamment à leur niveau que débute la suppuration. Dans cette première forme le diagnostic clinique du phlegmon ébauché est impossible.

A un degré plus avancé, la coupe décèle dans l'épaisseur de l'une ou des deux tonsilles de véritables petits abcès, variant de la grosseur d'un pois à celle d'une noisette. Parfois la glande se trouve réduite à une coque mince entièrement remplie de pus. Dans tous ces cas la suppuration ne dépasse pas les limites de l'organe tonsillaire, et il s'agit de l'amygdalite phlegmoneuse vraie.

Mais il n'en est pas toujours ainsi ; le pus peut avoir une véritable tendance à la diffusion. Le plus souvent, heureusement, cette tendance est faible et l'aponévrose du pharynx lui oppose une barrière suffisante. On rencontre alors du côté atteint (la bilatéralité est rare), le pilier antérieur, la partie correspondante du voile du palais et la luette envahis par une infiltration œdémateuse considérable. L'amygdale du même côté est assez fortement refoulée vers la ligne médiane, par le pus que l'on trouve entre sa face profonde et l'aponévrose pharyngienne. Ce pus peut former des collections plus ou moins volumineuses : les plus considérables dépassent rarement les dimensions d'une petite noix. Il est rare que l'on n'en rencontre pas simultanément dans le parenchyme même de la tonsille du même côté. Pour certains auteurs même, ces formes, auxquelles on a donné justement le nom de périamygdalites suppurées, comporteraient invariablement au début une phase d'amygdalite phlegmoneuse, qui servirait de point de départ aux accidents ultérieurs.

Que cette tendance à la diffusion soit plus accentuée, et l'on pourra trouver autour du pharynx des délabrements bien plus étendus et plus variés. La propagation se fait surtout en

premier lieu du côté de l'espace maxillopharyngien qui peut se trouver infiltré de pus, plutôt
par infection des ganglions qu'il contient que par
invasion de proche en proche. Il s'agit dans ces
cas de phlegmons juxtapharyngiens dont l'origine tonsillaire, lorsqu'elle est réelle, n'est pas
toujours aisée à établir. On sait que des fusées
purulentes peuvent alors s'observer en divers
sens, soit en dehors, vers l'angle de la mâchoire,
soit en bas le long du bord antérieur du sterno-
cléidomastoïdien jusqu'à la fourchette sternale.
C'est à cette forme de phlegmon qu'il faut rattacher l'altération des vaisseaux qui en traversent
le foyer : ulcération de la carotide interne, phlébite
de la veine jugulaire interne. Ce sont là des lésions
exceptionnelles qui ne se rattachent que de bien
loin à l'amygdalite.

Nous en dirons autant des phlegmons rétro-
pharyngiens qui peuvent, par extraordinaire, être
liés à une suppuration intratonsillaire primitive.
On a vu alors le pus fuser dans le médiastin et
donner lieu à une pleurésie purulente. On trouvera réunis dans notre thèse inaugurale les trois
cas de ce genre qui existent jusqu'ici dans la
science.

. Telles sont les principales lésions locales qu'il
est permis de reconnaître à l'autopsie d'individus
atteints d'amygdalite aiguë, soit qu'ils aient succombé aux complications d'une infection à début
guttural, soit que la mort puisse être attribuée
à une maladie surajoutée et intercurrente.

Nous verrons qu'il existe des infections tonsillaires exceptionnellement graves et dans lesquelles l'agent pathogène a une puissance de diffusion telle, qu'on le voit porter ses ravages non seulement sur les alentours du pharynx, mais encore sur les différents viscères, sur les grandes cavités séreuses et même sur les séreuses articulaires.

Il est bien clair que les lésions que l'on rencontrera dans le cours des autopsies d'individus ayant succombé à ces accidents, seront extrêmement variées comme siège, comme étendue, comme distribution ; il n'est pas moins évident qu'elles ne présenteront comme caractère spécifique que leur nature microbienne, et qu'elles tireront tout leur intérêt de la notion de leur origine pharyngée. Qu'il nous suffise de rappeler que du côté du poumon, on peut rencontrer des lésions de congestion, de pneumonie et de bronchopneumonie ; du côté de la plèvre, la pleurésie sérofibrineuse ou purulente ; du côté du péricarde, la pericardite ; du côté de l'endocarde, l'endocardite ulcéreuse. On a vu une seule fois la péritonite compliquer une amygdalite (Frœlich), il a été publié aussi un cas de pérityphlite de même origine. La néphrite qui peut éclater à l'occasion d'une phlegmasie tonsillaire, ne diffère pas des autres altérations rénales d'origine infectieuse. Quant aux lésions de l'appareil génital qui ont été signalées à plusieurs reprises quoiqu'à titre exceptionnel, orchite ou ovarite amygdaliennes, on ne les connaît guère que cliniquement, et l'on n'a pas encore eu, croyons-nous, l'occasion d'en faire l'étude anatomopathologique. Le foie, la rate, peuvent présenter les mêmes caractères que dans les grandes septicémies : rate grosse diffluente, lie de vin; foie tuméfié plus ou moins envahi par la dégénérescence graisseuse. Enfin dans quelques cas rares, une pyohemie véritable succédant à l'amygdalite, on peut se trouver en présence des lésions multiples qui caractérisent cette variété d'infection, ecchymoses péricardiques pleurales, péritonéales, infarctus viscéraux et abcès métastatiques, suppuration des séreuses articulaires.

Nous ne voulons pas pousser plus loin cette analyse qui nous entraînerait très facilement en dehors de notre sujet spécial. Quant aux altérations que peuvent offrir les amygdales accessoires isolément enflammées, elles sont trop spéciales pour pouvoir être séparées de l'histoire de ces cas rares. Revenons donc à l'amygdale pour en étudier maintenant les *lésions histologiques*, le microscope en main.

En cas d'amygdalite, la *muqueuse* qui recouvre la surface libre des tonsilles est toujours le siège d'une congestion intense qui se traduit par un encombrement considérable des capillaires que l'on voit gorgés de globules rouges ; autour d'eux, le derme même de la muqueuse est envahi par une infiltration inflammatoire qui exagère son épaisseur; celle de la couche épithéliale est aussi accrue par la prolifération extrême de ses cellules au milieu desquelles on remarque quelques leucocytes extravasés en dehors des capillaires. Pour quelques auteurs ces lésions à l'état d'isolement, avec intégrité du parenchyme de l'amygdale et des cryptes constituent l'amygdalite catarrhale, ou angine tonsillaire érythémateuse, ou encore angine simple. Nous sommes convaincu au contraire que dans toute amygdalite, le parenchyme même de la glande est toujours intéressé à divers degrés, et que si l'inflammation purement muqueuse sert souvent de premier acte à la tonsillite, elle ne suffit pas à elle seule pour engendrer la tuméfaction de la glande qui constitue à proprement parler la maladie que nous étudions. Il ne nous paraît pas légitime, en effet, de confondre à l'exemple de Lasègue l'amygdalite et l'angine catarrhale. Celle-ci nous semble une entité morbide bien définie qui porte non seulement sur les amygdales, mais encore sur les piliers, sur tout le pharynx dont elle fait le tour, pour se diffuser ensuite soit en haut vers les fosses nasales, soit en bas vers le larynx et la trachée, servant ainsi d'introduction au rhume vulgaire. On verra par la suite que les traits du tableau de l'amygdalite légitime sont tout différents.

L'inflammation de la muqueuse qui s'enfonce dans les cryptes appartient déjà en propre à l'amygdalite et non à l'angine catarrhale, ses lésions histologiques sont, du reste, les mêmes que celles que nous avons décrites plus haut pour la muqueuse superficielle. La seule particularité à noter, c'est la distension des lacunes par du mucopus plus ou moins épais qui n'est souvent évacué par leur orifice qu'au bout de deux ou trois jours. On conçoit que dans ces conditions la tuméfaction des tonsilles paraisse considérable et rapide. Elles reviennent, du reste, aussi vite à leur volume normal, à moins que le mucopus très épais ne soit retenu plus longtemps. C'est l'origine de ces bouchons caséeux que nous avons déjà signalés et dans lesquels le microscope décèle la présence de nombreuses bactéries d'espèces variées nageant au milieu de granulations calcaires, de cristaux d'acides gras et de cholestérine.

Lésions du tissu lymphoïde tonsillaire, dans l'amygdalite non suppurée.

Nous arrivons à *l'amygdalite parenchymateuse* proprement dite. Sur les coupes d'amygdales ainsi altérées, ce qui frappe le plus c'est l'infiltration énorme de tous leurs éléments par les cellules lymphatiques qui y sont accumulées en rangs serrés. Cette invasion porte aussi bien sur la capsule externe et le chorion de la muqueuse que sur le tissu réticulé lui-même et sur les follicules dont le diamètre en est plus ou moins accru. Que cette prolifération de leucocytes soit poussée à ses dernières limites, la suppuration pourra en être la conséquence, et elle prendra pour centres précisément les follicules clos. L'infiltration leucocytaire peut gagner le tissu cellulaire rétrotonsillaire et provoquer la périamygdalite. Mais dès qu'il y a suppuration, l'examen macroscopique donne des renseignements plus utiles et plus clairs.

Ces inflammations n'ont pas toujours heureusement pour aboutissant fatal la suppuration, elles peuvent se terminer par résolution : l'accumulation des cellules lymphatiques disparaît alors par degrés, et bientôt le nombre de celles-ci ne dépasse plus la normale. D'autres fois l'inflammation passe à l'état chronique, alors les cellules embryonnaires peuvent subir l'évolution conjonctive, de sorte qu'au bout d'un certain temps apparaissent au milieu du tissu réticulé des travées fibreuses plus ou moins disséminées qui pourront après des années étouffer presque complètement le parenchyme propre, réduisant l'amygdale à un moignon rétracté. Telle est l'origine la plus habituelle de l'hypertrophie et plus tard, de la sclérose tonsillaire.

CHAPITRE IV

Étiologie et pathogénie des amygdalites.

L'ancienne étiologie des amygdalites est très conciliable avec la nouvelle.

Les conditions propres à réaliser l'amygdalite aiguë sont d'ordres très divers. Si la notion d'infection qui est venue dans ces dernières années s'ajouter aux autres causes de la maladie a quelque peu modifié son histoire étiologique, les connaissances déjà acquises sur la matière par les traditions médicales et par une longue série de faits bien observés n'en subsistent pas moins et n'ont perdu qu'une part bien minime de leur valeur.

Nous dirons plus, entre l'ancienne étiologie et celle qui semble créée de toutes pièces par la microbie moderne, la conciliation est non seulement possible, mais encore, en toute circonstance, généralement aisée, car l'une et l'autre ont pour base un fond de réalité immuable à travers les âges. En effet, si l'intervention d'un agent microbien paraît actuellement indispensable à la genèse d'une foule d'états pathologiques, le terrain, qui lors des premières conquêtes de la bactériologie, avait été quelque peu relégué au second plan, tellement en principe, semblait briller d'une lumineuse simplicité, la théorie parasitaire, le terrain, rappelons-le, conserve sa valeur de premier ordre dans toute infection : et c'est dans le chapitre des conditions permanentes ou improvisées par des circonstances fortuites, dans lesquelles il apparaît, qu'il convient de ranger la plus grande part des articles de cette étiologie traditionnelle. C'est elle dont nous allons tout d'abord faire ressortir les traits principaux.

Nous ne croyons pas devoir séparer dans cette étude les différentes formes d'angines tonsillaires, principalement la forme suppurée et la forme non suppurée, par la bonne raison que les causes susceptibles de produire l'une, sont aussi propres à engendrer l'autre. Ce sont deux degrés du même mal qui reconnaissent la même origine. Ce qui le prouve surabondamment, c'est que le même individu sujet aux amygdalites à répétition peut être alternativement atteint de la forme simple et de la forme phlegmoneuse.

Une seule variété offre peut-être des conditions étiologiques spéciales : c'est la périamygdalite : nous en avons déjà dit un mot en étudiant son anatomie pathologique, et nous y reviendrons à propos de ses symptômes.

Chez les sujets enclins aux angines tonsillaires à répétition, les causes prédisposantes acquièrent une importance majeure. Il en est tout autrement des amygdalites que nous qualifierons d'anomales, c'est-à-dire de ces formes septiques dans lesquelles les troubles généraux accaparent d'emblée toute l'attention et masquent la lésion locale qui reste en apparence assez bénigne. Semblables infections frappent souvent des individus demeurés jusqu'alors vierges de toute détermination angineuse antérieure. Tous les détails qui vont suivre se rapportent donc au premier chef à l'amygdalite régulière commune, à récidives, à celle qui, durant des années, s'acharne sur le même patient et n'espace ou ne cesse ses coups qu'à un âge relativement avancé.

Causes prédisposantes. Hérédité.

On a pu, dans quelques cas rares, retrouver cette forme chez les ascendants de malades qui y étaient eux-mêmes sujets. Cette *hérédité* a été notée par Haig. Brown[1] 10 fois sur 119 cas, par Boucsein[2] 6 fois sur 43. Comme on le voit, la proportion est minime. Nous-même en avons rapporté un exemple non douteux dans notre mémoire. Somme toute, ainsi que pour bien d'autres états morbides, il ne s'agit que d'une hérédité de tempérament, d'autant plus aisée à interpréter que l'amygdalite se montre souvent liée à une susceptibilité organique qui peut incontestablement se transmettre de père en fils.

Lymphatisme

À quoi est-il permis de rattacher cette aptitude morbide? Elle peut être rangée dans ce complexus nosologique un peu vague, mais utile à conserver pour la classification, qui est connu de tous

---

1. HAIG. BROWN, Discussion sur l'amygdalite. (*British medical journal*, oct. 1889, p. 582-588.)
2. BOUCSEIN, *Tonsillitis*. (*American Journal of medical Sc.*, oct. 1889, p. 348.)

sous le nom de *lymphathisme*. Cet état, qui est voisin de la scrofule telle qu'on l'envisageait jadis, est assez bien caractérisé par une sensibilité excessive aux agents pathogènes, des organes lymphoïdes qui présentent à tout propos, vis-à-vis d'eux, des réactions exagérées. Nous en donnerons pour types ces enfants à peau fine et blanche, à chairs molles et bouffies, sujets dans le premier âge à la gourme, à l'eczéma impétigineux, et répondant à toutes les infections de surface par des engorgements ganglionnaires torpides à résolution longue et imparfaite.

Les amygdales doivent à leur structure identique à celle des ganglions lymphatiques la propriété de réagir de la même façon, peut-être avec une plus grande fréquence encore et plus énergiquement, grâce à leur situation extérieure.

Le *tempérament* dit *arthritique* ou herpétique a été lui aussi accusé de pouvoir engendrer la prédisposition aux amygdalites. Il est vrai de dire que la diathèse en question est tellement commune, qu'elle a été surchargée à tort ou à raison de tant d'attributs divers, que son influence étiologique perd une grande part de sa valeur.

Cependant, il n'est pas douteux que nombre de sujets considérés comme arthritiques ou herpétiques sont coutumiers de l'angine tonsillaire à répétition. Les rapports qui semblent relier l'amygdalite au rhumatisme ont, à des époques diverses, passionné les théoriciens, et une discussion encore récente à la Société médicale britan-

Arthritisme, son rôle étiologique douteux.

Rapports des amygdalites et du rhumatisme.

nique a donné à cette question un nouveau regain d'actualité. Haig. Brown[1] y a soutenu cette parenté en faveur de laquelle il invoque de nombreux arguments.

Suivant lui, les mêmes conditions atmosphériques dominent l'étiologie et du rhumatisme et de l'amygdalite. Les deux affections peuvent prendre naissance et évoluer parallèlement sous des influences septiques identiques. En outre, les épidémies de rhumatisme marchent de pair avec celles d'angines tonsillaires.

Les deux affections sont des maladies à rechutes et à récidives. Au cours d'une amygdalite comme au cours d'un rhumatisme, on peut observer des complications cardiaques (Brown en cite deux cas). L'analogie ne cesse qu'en thérapeutique ; le salicylate de soude, spécifique du rhumatisme, demeure impuissant contre l'angine tonsillaire. Les chiffres du médecin anglais parlent pourtant clairement, puisque sur 119 sujets atteints d'amygdalite, il a noté les antécédents rhumatismaux 76 fois.

En Amérique, la même idée a été soutenue par Lennox Brown, Radcliffe, Jonathan Wright, et enfin par Boucsein, qui affirme que 40 0/0 des abonnés de l'amygdalite sont des rhumatisants. Clarence Rice ne partage pas cet enthousiasme et n'a rencontré le rapport en question que six fois sur cent.

---

1. HAIG. BROWN, *ibid.* (voyez p. 44).

Nous nous rangeons de préférence à l'opinion de ce dernier auteur; la manière de voir des précédents nous paraissant inadmissible et basée sur une observation superficielle des faits. Nous discuterons, du reste, à propos des complications articulaires de l'amygdalite, les motifs de notre choix. Ce qui a peut-être le plus contribué à rendre cette parenté notion courante, c'est le sens anciennement attribué au mot *rhumatisme*, qui désignait indistinctement une foule d'états fluxionnaires différents d'ailleurs, mais tous provoqués par le froid.

L'angine tonsillaire s'observe, en effet, avec une fréquence plus grande sous les *climats* froids et humides, et pendant les *saisons* de transition, le printemps et l'automne, qui ont le privilège des changements brusques et répétés de température.

Influence des climats, et des saisons.

L'amygdalite ne frappe pas indistinctement tous les *âges;* il est à remarquer qu'elle épargne presque toujours les deux extrêmes de la vie ; ce n'est ni chez les nouveau-nés ni chez les vieillards qu'il est habituel de l'observer. Cette particularité doit être attribuée à des conditions anatomophysiologiques bien nettes. Dans l'adolescence, dans la jeunesse, le pharynx et plus spécialement les tonsilles acquièrent une suractivité fonctionnelle extrême. La circulation sanguine y est développée à un tel point que ces organes sont, surtout à l'époque de la puberté, dans un état de quasi-turgescence permanente qui doit

Influence de l'âge.

nécessairement les disposer à s'enflammer à propos des plus minimes causes occasionnelles.

L'amygdalite aiguë est rare avant cinq ans et après trente.

Aussi est-ce principalement entre la cinquième et la trentième année que l'angine tonsillaire sévit avec la plus grande fréquence. Ceux qui ont le fâcheux privilège des amygdalites récidivantes voient rarement cette disposition subsister après trente ans et encore moins après trente-cinq. Si, à cet âge, elle ne s'éteint pas entièrement, elle ne se manifeste plus qu'à l'état d'ébauche ; ce ne sont plus les poussées franchement infectieuses et fébriles de la première jeunesse : tout se borne à un incident congestif qui se révèle seulement par une dysphagie passagère. Il faut y voir un effet du mouvement de régression graduel que subit avec l'âge l'appareil pharyngé.

A l'état d'éréthisme, dont le summum correspond à la période de la puberté, se substitue peu à peu une anémie relative. Même en l'absence de toute intervention, les tonsilles, grâce à un travail lent d'organisation fibreuse des éléments phlegmasiques entassés dans leur parenchyme par des poussées innombrables, peuvent devenir à la longue le siège d'une atrophie cicatricielle qui les métamorphose en de petites masses indurées peu vasculaires, et par suite incapables de congestion.

Pour se convaincre de la réalité de cette transformation, il suffit d'examiner côte à côte la gorge d'un adulte et celle d'un vieillard.

Lasègue[1] a insisté avec raison sur le contraste profond qui distingue l'aspect de l'une et de l'autre. Tandis que celle du premier est franchement rosée, quelquefois même violacée, celle du second se fait remarquer par une pâleur jaunâtre, témoignage d'une circulation languissante excluant toute velléité de mouvement fluxionnaire.

Le *sexe* ne semble pas influer d'une manière sensible sur la fréquence des angines tonsillaires. Il est avéré que les hommes en sont plus souvent atteints, mais peut-être uniquement parce que, plus que les femmes, ils s'exposent aux causes déterminantes de la maladie. Le sexe féminin offre cependant un élément étiologique qui lui appartient en propre : nous voulons parler de l'époque menstruelle. Il y a longtemps qu'a été signalée chez certaines femmes, la coïncidence des poussées inflammatoires vers les amygdales avec la période cataméniale. C'est là un phénomène qui doit être rapproché de l'herpès labial qui peut apparaître également à la même occasion, et de certains érysipèles à répétition qui affectionnent les mêmes dates. On peut encore y voir une nouvelle preuve de l'espèce de sympathie organique qui semble unir le système vasomoteur du pharynx à l'appareil génital, comparable à celle qui, pour les dermatologistes, rattache ce dernier au système sébacé de la face.

----

1. Lasègue, *Traité des angines.*

dont les lésions congestives (couperose) sont avec une telle fréquence liées à l'évolution de la puberté ou aux troubles utérins.

Mais si ces conditions mettent la femme dans un état de réceptibilité spécial, il en existe d'autres chez l'homme qui sont aussi actives. De ce nombre sont l'usage et l'abus de tous les *irritants locaux* de l'arrière-bouche, tels que le tabac fumé ou chiqué, les boissons alcooliques, les épices et condiments. Toutes ces causes accessoires qui appartiennent plutôt à l'histoire étiologique de la pharyngite chronique, contribuent cependant pour une bonne part à faciliter l'éclosion des poussées aiguës, surtout chez les sujets prédisposés par tempérament et par des angines antérieures.

Effectivement, dans les limites d'âge que nous avons indiquées, plus les épisodes inflammatoires se répètent, plus se dessine la susceptibilité, de sorte que les *récidives*, qui, comme on sait, sont, chez certains individus, continuelles, deviennent, par elles-mêmes, causes adjuvantes. Il est juste d'ajouter, qu'à mesure que leur nombre s'accroît, leur gravité et leur intensité suivent un mouvement inverse, le virus semblant subir une atténuation graduelle par cette série de vaccinations successives.

En réalité, ce qui contribue le plus efficacement à fonder la prédisposition, c'est l'***hypertrophie des tonsilles***, résultant elle-même et des poussées aiguës et du sourd travail d'irritation chronique qui subsiste toujours plus ou moins dans leur intervalle.

C'est aussi au nombre des causes prédisposantes que nous rangerons les *traumatismes*, car ils sont à eux seuls incapables de provoquer l'amygdalite aiguë, ils contribuent simplement à préparer le terrain, en ouvrant à l'infection des portes d'entrée plus ou moins larges. Il n'est pas douteux qu'à certaines lésions traumatiques, puisse être imputée l'éclosion de quelques phlegmasies aiguës des tonsilles, quoique la chose ne soit pas absolument courante. Le traumatisme peut être direct : le plus souvent il s'agit de corps étrangers solides implantés dans la glande pendant la déglutition, tels que arête de poisson, ou fragments d'os : d'autres fois, l'irritation a pour source la présence de ce qu'on a appelé les calculs de l'amygdale. Mais le traumatisme peut aussi être indirect, c'est-à-dire que l'angine peut dépendre d'une lésion à distance. C'est là un détail plein d'intérêt qui a été bien mis en lumière par Ruault[1]. A certaines *opérations intranasales* peut succéder l'amygdalite aiguë, mais celle-ci est liée, moins à l'opération elle-même, qu'aux conditions dans lesquelles on l'a pratiquée, puisqu'une bonne antisepsie peut éloigner tout danger d'une semblable éventualité. Exposent surtout à l'amygdalite infectieuse : les opérations pratiquées sur la

---

1. **Ruault**, *Des amygdalites et des angines infectieuses consécutives aux opérations intranasales*. (*Archives de Laryngologie*, avril 1889.)

région postéro-inférieure des fosses nasales (moitié postérieure du cornet inférieur et région correspondante de la cloison). Lorsqu'une angine tonsillaire éclate dans ces conditions, elle survient deux à trois jours après l'opération. Quelquefois simple, elle est peut-être plus souvent unilatérale et prend la forme de périamygdalite. Si l'on cherche à pénétrer la pathogénie de cet accident, il importe de se rappeler que les microorganismes abondent au niveau de la partie profonde des fosses nasales; apportés là par le courant d'air inspiratoire, la chaleur et l'humidité qui y règnent facilitent prodigieusement leur germination : rien donc d'étonnant, comme le fait remarquer Ruault, qu'ils pénètrent dans la circulation par la large voie d'absorption que leur ouvre le traumatisme opératoire. Les amygdales seraient ainsi contaminées par la voie sanguine; nous aurons plus loin à revenir sur ces vues théoriques pour les compléter et les discuter.

L'influence étiologique du froid est incontestable. Malgré cette diversion, le traumatisme demeure une cause exceptionnelle de l'amygdalite. L'agent provocateur journalier, banal, nous ne craignons pas de le proclamer, c'est le froid. Celui-ci a longtemps régné en maître sur l'histoire pathogénique de l'angine tonsillaire, comme du reste, sur celle de bien d'autres états morbides; il faut bien avouer que, dans ces dernières années, son étoile a considérablement baissé. L'enthousiasme qui accueillit les premières découvertes bactériologiques a porté au *coup de froid* un terrible préjudice en étiologie. Il a été victime d'un mouvement peut-être irréfléchi et prématuré sur lequel un retour commence déjà à se dessiner.

Maintenant qu'une observation, et surtout une interprétation plus rationnelle des faits tend à prévaloir, le traditionnel refroidissement a reconquis en pathogénie, non peut-être l'intégrité de sa vogue d'antan, mais une place raisonnable qu'il mérite de conserver.

Il est actuellement bien démontré que ce n'est pas d'emblée, et de par sa seule entrée en scène, que le froid engendre l'amygdalite; mais que de même que dans le rhumatisme, dans la pneumonie, il est capable de placer l'organisme dans un état d'infériorité vis-à-vis des germes pathogènes. Ceux-ci le trouvant dénué de ses forces de résistance habituelles, l'envahissent plus aisément; les phagocytes, peut-être gênés dans leur prolifération et leur sortie des vaisseaux par un trouble de l'innervation vasomotrice, se trouvent en minorité, et l'état morbide est constitué.

Sans attacher à ces données théoriques, dont il est difficile sinon impossible de vérifier l'exactitude, plus d'importance qu'elles ne méritent, et tout en n'y voyant que des vues de l'esprit plus ou moins ingénieuses, il n'en reste pas moins d'observation journalière, que le refroidissement est avec une extrême fréquence l'occasion des poussées d'amygdalite aiguë. Tous ceux qui ont la pénible habitude des angines à répétition peuvent en témoigner. C'est là leur façon de réagir vis-à-vis du froid. Tandis que d'autres, sous la même influence feraient, qui une pneumonie, qui une bronchite, qui un rhumatisme, ceux-là font une amygdalite aiguë. La région impressionnée par le froid varie selon les susceptibilités individuelles. C'est, soit tout le corps saisi par un courant d'air après un exercice violent, soit isolément le cou, ou les pieds. Telle est la part d'influence qu'il est juste de laisser au froid, tout en restant scrupuleusement dans les données nouvelles sur l'infection. On peut donc l'envisager comme une cause déterminante indirecte, qui crée momentanément une sorte d'état de prédisposition aiguë.

Il n'en faut pas moins se convaincre que son entrée en jeu n'a nullement le caractère d'une condition nécessaire. Il n'est pas rare de rencontrer des cas, dans l'étiologie desquels il est absolument impossible d'incriminer le refroidissement. La cause doit alors être cherchée ailleurs. C'est à ce propos que l'on a autrefois voulu faire dépendre l'amygdalite de certaines perturbations digestives, et en faire la manifestation d'un état gastrique ou bilieux. Il n'est pas douteux en effet que le début de beaucoup d'angines soit marqué par des symptômes incontestables d'embarras gastrique. Mais il est peut-être plus rationnel de n'y voir que les signes avant-coureurs d'une infection qui, quelques heures plus tard, inscrira sa nature sur la gorge.

L'hypothèse qui veut faire de *l'amygdalite* une

maladie générale infectieuse, une fièvre dont l'angine n'est qu'une manifestation relative, est celle qui semble actuellement la plus vraisemblable et la plus conforme à la majorité des faits. Cette façon de l'envisager tend de plus en plus à être acceptée par tous, et dans un avenir prochain elle ne sera plus, croyons-nous, contestée par personne.

L'histoire de la doctrine mérite d'être rappelée. Un des premiers, Lasègue[1] émit timidement l'idée dans un chapitre du *Traité des angines*. Devant les symptômes nerveux intenses qui accompagnent parfois l'évolution de l'amygdalite phlegmoneuse, il se demande si cette maladie est réellement une phlegmasie locale aussi simple qu'elle semble au premier abord. Malgré cette proposition, il ne considère pas l'amygdalite simple comme digne d'être décrite à part, et l'englobe, en raison de sa rareté, dans l'histoire de l'angine catarrhale.

Peu à peu, depuis cette époque déjà lointaine, la théorie gagna du terrain. En 1881, l'amygdalite aiguë prend rang officiellement dans le cadre des maladies infectieuses à l'occasion d'un mémoire du professeur Bouchard[2] sur les néphrites infectieuses. Ce travail, lu au Congrès de Londres, signale ladite maladie comme susceptible de se compliquer d'albuminurie de même

---

1. LASÈGUE, *Traité des angines*, p. 220.
2. BOUCHARD, *Revue de Médecine*, 1881.

nature que celle des grandes pyrexies. Un an avant, Kannenberg [1] en Allemagne avait proclamé les mêmes principes dans un travail sur un thème presque identique.

Les années qui ont suivi, à plusieurs reprises, Bouchard s'est plu à reprendre et à développer cette doctrine sous diverses formes dans ses cours (1883-1887). Landouzy [2], d'autre part, se l'est appropriée en l'enseignant avec persévérance, comme une conception favorite. Il propose même de renoncer au terme *amygdalite* qui indique trop une affection locale, pour le remplacer par celui plus logique et plus compréhensif de *fièvre amygdalienne*.

Pendant la même période, plusieurs travaux sur la matière ne font qu'accentuer cette évolution. Tels sont les thèses de Milsonneau [3], Rousseau [4], Descoings [5], le mémoire de Dubousquet Laborderie [6]. L'origine infectieuse de certaines amygdalites déterminées est le fait général qui en ressort le plus clairement. Ce qui diffère pour

---

1. Kennenberg, *Ueber Nephritis bei acuten infections krankheiten. (Zeitschrift für klinische medecin von Fririchs und Leden*, 1880, fasc. 3, vol. I.)

2. Landouzy, *Progrès médical*, 4 et 11 août 1883. — *Gazette des Hôpitaux*, 2 décembre 1885.

3. Milsonneau, *De l'angine infectieuse simple primitive.* Th. de Paris, 1885.

4. Rousseau, *Contribution à l'étude de l'amygdalite infectieuse aiguë.* Th. de Paris, 1888.

5. Descoings, *De l'amygdalite considérée comme maladie contagieuse et infectieuse.* Th. de Paris, 1890.

6. Dubousquet Laborderie, *Gazette des Hôpitaux*, 1886.

l'un ou pour l'autre, c'est le caractère permettant
de distinguer ces angines des autres plus simples :
pour Milsonneau c'est l'adénophlegmon consécutif:
pour les autres, c'est l'albuminurie. Descoings
considère déjà toutes les amygdalites comme
étant d'essence infectieuse, il donne de plus une
place importante à l'élément contagion dont nous
allons plus loin dresser le bilan.

A l'heure présente, la théorie avec toutes ses
conséquences, et dans sa plus large mesure,
recueille des adeptes plus nombreux chaque jour
et tend par degrés à entrer dans les mœurs médicales. Des articles récents publiés par Danchez [1],
Cartaz [2], Le Gendre [3] et Richardière [4], en témoi-
gnent surabondamment. Enfin l'application des
recherches microbiologiques à ce sujet particulier, semble devoir faire entrer la question dans
une nouvelle voie.

Des quelques observations d'amygdalites infectieuses avec examens bactériologiques, il paraît
résulter que les microorganismes mis en cause
sont, suivant les cas, d'espèces différentes, ce qui
tend à imposer des divisions dans un processus
morbide dont l'unité ne subsisterait tout au plus
dès lors que devant les faits cliniques.

---

1. DANCHEZ, *De l'amygdalite infectieuse et contagieuse.*
(*France médicale*, 1889.)

2. CARTAZ *France médicale*, 26 septembre 90.

3. LE GENDRE, *Infection amygdalienne prolongée.* Con-
cours médical, 28 mars 1891.

4. RICHARDIÈRE, *Semaine médicale*, 2 septembre 1891.

Caractères infectieux de l'amygdalite aiguë.

Quoi qu'il en soit, rien que par ses caractères cliniques, et en dehors d'investigations de laboratoire qui ne sont pas à la portée du grand nombre, l'angine tonsillaire aiguë se révèle maladie générale infectieuse. Il suffit, pour arriver à cette conviction, de la comparer à certaines affections, telles que les fièvres éruptives, dont la nature parasitaire n'est douteuse pour personne, et de voir combien de points communs elle offre avec celles-ci. De ce nombre, sont : la période d'invasion marquée par des frissons, du malaise général, de la courbature, le tout pouvant précéder les manifestations gutturales ; l'évolution cyclique en un temps toujours à peu près le même avec un appareil fébrile que n'explique pas toujours suffisamment l'état de la gorge ; l'apparition possible de complications viscérales diffuses telles que : les arthropathies, l'orchite, l'ovarite, la néphrite et même l'endocardite ; la convalescence, qui est longue, s'accompagne d'une faiblesse disproportionnée avec la bénignité apparente de la maladie. Enfin, ce qui est encore plus typique, la contagion non seulement est réelle, mais encore assez fréquente. .

Amygdalite contagieuse. Origines de cette conception. Epidémies d'amygdalites, en 1772, 1785, 1790, 1818.

Si l'on cherche à faire le dossier de l'amygdalite, maladie contagieuse, on est tout d'abord frappé de ce fait que semblable conception n'est pas absolument neuve. La lecture de l'article Amygdalite du dictionnaire en trente volumes ne laisse aucun doute sur ce point. Chomel et Blache y mentionnent plusieurs épidémies d'angine tonsillaire restées célèbres. Il est vrai que leur coïncidence fréquente avec des épidémies de scarlatine et de rougeole nous les rend un peu suspectes, et nous fait involontairement songer à une confusion possible avec la scarlatine fruste. Cependant l'épidémie observée en 1818 dans l'arrondissement de Gordon (Lot) par Mayenc est à l'abri de ce reproche. Il semble bien que, durant les cinq mois qu'elle dura, l'amygdalite simple ait été seulement en cause. Que la maladie s'accompagnât ou non de fièvre, elle débutait par le gonflement d'une amygdale (la droite le plus souvent) pour se porter ensuite du côté opposé; la résolution survenait ensuite du quatrième au sixième jour, quelques cas se terminèrent par abcès. Les relations qui suivent sont moins concluantes.

L'épidémie de La Ciotat en 1790-1791 fut remarquable par ce fait que tandis que les enfants avaient la scarlatine avec ses signes classiques, les adultes avaient dans le même temps de simples angines tonsillaires. Celle de 1785 observée par le Dr Méza à Elseneur, dura six semaines et fut consécutive à une épidémie de rougeole.

Dans les deux cas, on retrouve ce singulier parallélisme avec certaines fièvres éruptives. On aurait vu aussi plusieurs fois des amygdalites coïncider avec les oreillons épidémiques[1]. Nous reviendrons du reste sur ces curieuses associations. Malgré les exemples multiples qu'ils en

---

1. Dr MANGOR, 1772, Société royale de Copenhague.

donnent, Chomel et Blache ne se croient pas cependant autorisés à conclure franchement en faveur de la contagion. Ils ne lui accordent qu'une concession tacite, en paraissant l'accepter implicitement dans certaines conditions exceptionnelles.

Période actuelle, cas de Fleury.

Suit une longue période dans laquelle la question tombe dans l'oubli. Il n'y a guère qu'une dizaine d'années qu'elle revient à l'ordre du jour; à partir de cette époque, jusqu'au moment présent, les relations de petites épidémies d'amygdalites se sont multipliées.

En 1887, Fleury [1] publie une série de huit cas de contagion. Dans trois d'entre eux, il s'agit de contagion entre conjoints, dans un autre, c'est un enfant qui contagionne son père, ailleurs, un jeune sujet prend une angine au contact d'un camarade. Le reste concerne également des faits de contagion entre enfants et parents ou entre frères et sœurs, mais constamment entre individus vivant habituellement côte à côte.

Toutes ces observations portent indistinctement sur des angines érythémateuses simples ou sur des angines phlegmoneuses, l'une des formes n'engendrant pas nécessairement la forme identique. Chose étrange, deux de ces faits content l'histoire d'enfants morts du croup ayant donné à leur entourage non la diphtérie, mais une angine érythémateuse ou phlegmoneuse. Quoique

---

1. FLEURY, VI, *Loire médicale*, n° 1.

Vigla et Barthez aient rapporté des cas semblables, l'interprétation en demeure difficile même rétrospectivement, à moins que l'on n'adopte l'hypothèse de Grancher qui admet que la diphtérie peut se traduire sous une forme atténuée par une angine sans fausses membranes.

Peu après Fleury, Raven [1] consacre un article à la relation d'une épidémie d'amygdalite exsudative chez des enfants.

L'année suivante, Jacquemart [2] conte une petite épidémie de salle observée à l'Hôtel-Dieu de Tours, instructive à plus d'un titre. Une fille de vingt-deux ans, entrée à l'hôpital pour une angine phlegmoneuse, y contamine successivement en l'espace de dix jours trois malades traitées pour d'autres affections, qui toutes trois font des amygdalites non suppurées, mais simplement pultacées.

L'épidémie observée par Tissier [2] est assez analogue à la précédente. Six cas intérieurs dont un élève du service et une infirmière succèdent à l'entrée dans la salle d'une angine tonsillaire.

On trouvera, dans la thèse de Descoings, une trentaine de cas de contagion dont la plupart sont empruntés à Dauchez.

Enfin plus près de nous, Jeanselme et Richardière sont venus apporter en faveur de la conta-

---

1. RAVEN, *Practitioner*, avril 1887.

2. JACQUEMART, *Loire médicale*, 15 juin 1888.

3. TISSIER, *Contagion de l'amygdalite* (*Journal de médecine et de chirurgie pratique*, 1888.)

gion de l'amygdalite de nouveaux documents. Le premier déclare avoir observé personnellement dans une même famille de sept personnes cinq cas successifs, la maladie ayant été apportée dans le milieu en question par un des enfants qui l'avait prise à l'école, où régnait une épidémie de cette nature. Le second fait mention de deux nouvelles épidémies. L'une observée à l'Hôtel-Dieu annexe eut pour point de départ l'entrée d'une femme atteinte d'angine ; deux malades qui occupaient des lits voisins du sien furent successivement prises, l'une d'elles avait soixante-quinze ans, ce qui est absolument anormal, un élève du service fut aussi malade. L'autre épidémie évolua dans une famille, l'enfant de la maison prit une amygdalite d'une domestique atteinte la première, puis la donna à sa mère et à sa grand'mère. Nous avouerons pour terminer cette énumération déjà longue, que nous-mêmes avons eu l'occasion d'observer personnellement dans la même famille, une série de quatre cas d'angine folliculeuse, trois enfants furent pris successivement d'une façon identique. Une femme de chambre qui habitait la même pièce que le plus jeune, paya aussi son tribut.

Dans la grande majorité de ces faits, il s'agissait d'angines tonsillaires régulières, dénuées de complications, évoluant en quatre à cinq jours, avec un appareil fébrile modéré, ne sortant pas, somme toute, de la moyenne des cas journaliers.

Nous n'avons pas cru superflu de mettre sous

les yeux du lecteur cette suite de témoignages irrécusables, afin d'asseoir ses convictions à propos d'une doctrine dont le bien fondé s'affirme chaque jour davantage. Du reste, après quelques années de pratique, il est peu de médecins qui ne puissent retrouver dans leurs souvenirs un et quelquefois plusieurs exemples du genre de ceux que nous venons de passer en revue, et qui plaident d'eux-mêmes pour la contagion.

L'amygdalite aiguë peut donc être contagieuse et épidémique. Mais c'est là une proposition générale qui demande à être interprétée. Il est bien évident qu'elle ne possède pas le caractère contagieux au même degré par exemple que les fièvres éruptives, comme la variole ou la rougeole. Un phénomène aussi grossier, entraînant des conséquences aussi palpables, n'aurait pu échapper à l'observation durant tant d'années. — Ce qu'il est juste de déclarer, ce que l'on peut même affirmer sans nulle exagération, c'est que l'amygdalite, dans certaines conditions données, dont la rencontre est encore relativement fréquente, peut se montrer transmissible de l'homme à l'homme. Ces conditions sont assez vagues, et il est impossible de les déterminer avec précision. En tout cas, la force de diffusion du contage paraît être plutôt faible, et son pouvoir d'extension, minime, subordonné à un certain nombre de circonstances adjuvantes.

Ainsi envisagée, la contagion de l'amygdalite

Dans quelle mesure faut-il admettre la contagion?

Contagion des

amygdalites comparable à celle des pneumonies.

est très comparable à celle que peut acquérir, sous une influence mal connue, la pneumonie qui se rapproche du reste, par plus d'un détail, de l'angine tonsillaire. Les deux maladies, l'une et l'autre à évolution cyclique, à durée brève, à défervescence brusque, sont sujettes à récidiver plusieurs fois chez le même sujet. Leurs génies épidémiques semblent aussi très analogues.

Foyers épidémiques très limités (famille, maison).

Lorsque l'amygdalite aiguë se révèle épidémique, elle n'atteint jamais simultanément de grandes masses d'individus; surtout on ne la voit pas frapper sans distinction des sujets de tout âge, de toutes conditions, vivant plus ou moins loin les uns des autres. Ce que l'on observe, ce sont des foyers de famille ne dépassant guère le cercle restreint d'êtres cohabitant journellement et doués souvent des mêmes aptitudes morbides. D'un premier foyer, la maladie peut s'étendre. César Boeck [1] dit avoir pu suivre le mode de transmission d'un sujet à un autre, de maison en maison, et même de rue en rue. Cependant, il n'existe pas, croyons-nous, d'exemple de transfert du contage par un tiers, c'est-à-dire que la maladie ne semble pouvoir être importée dans un milieu donné que par un sujet qui en est lui-même atteint.

Mode de contagion obscur.

Quel est le véhicule du contage ? c'est là encore une question à laquelle il est impossible à l'heure

---

[1] César Boeck, *De l'angine folliculeuse.* (*Norsk. Magaz. f. Lægevidsk*, R. 3, Bd. VII förhande, p. 6. — Ann. in. *Nord. med. Ark.*, Bd. IX, n° 18, p. 16, 17.)

actuelle de répondre catégoriquement, et il en sera ainsi tant que l'élément pathogène n'aura pas été nettement déterminé et que sa constatation dans l'haleine et dans les mucosités pharyngées ne sera pas venue faire la preuve de leur nocivité. En attendant, l'hypothèse qui accuse l'un ou l'autre de ces éléments, ou l'un et l'autre, semble *a priori* assez acceptable.

Quelque soit le mode de transmission, certaines conditions sont de nature à faciliter la germination du contage. L'hypertrophie chronique des tonsilles, résultat de poussées inflammatoires antérieures, est celle qui prime toutes les autres. Il est des sujets à grosses amygdales qui ne peuvent approcher aucun malade atteint d'angine. sans être invariablement contaminés eux-mêmes à quelque degré. Le froid également, sans être indispensable à la contagion, la rend sans nul doute plus efficace, surtout le froid humide.

Peut-on prendre une amygdalite, au contact d'un malade atteint d'une infection d'autre nature? La chose paraît possible, si l'on s'en rapporte à un certain nombre d'observations qui peuvent fort bien être interprétées dans ce sens. Dans quelques cas. en effet, on a pu voir germer épidémiquement des amygdalites côte à côte avec des affections également parasitaires, n'ayant avec elles aucun lien apparent, telles, par exemple, que la pneumonie, la scarlatine, les oreillons ou la grippe.

Les liens de parenté qui rattachent l'angine

Aptitudes à la contagion créée par les atteintes antérieures.

Amygdalite contractée au contact de sujets atteints d'autres infections.

Amygdalite et pneumonie.

tonsillaire à la pneumonie, constituent un sujet plein d'actualité. Ils avaient été peu remarqués jusqu'à ces dernières années. Cornil a attiré l'attention sur ce point, dans ses leçons de 86, en rapportant des faits bien nets de pneumonies compliquées ou précédées d'angine tonsillaire. Dans cette série, rentre une observation de Prioleau, publiée dans la thèse de Caussade [1], et ayant trait à une amygdalite intense qui précéda de quatre jours l'apparition d'une pneumonie classique. Bobone [2] a publié, en 1888, la relation d'une épidémie d'angine folliculaire, qu'il a observée en trois foyers de famille, disséminés dans la ville de San-Rémo, faits qui évoluaient concurremment à de nombreux cas de pneumonie. Il se demande à ce propos si le microbe de la pneumonie ne serait pas capable à l'occasion d'engendrer l'amygdalite, et cela à une époque où aucune recherche bactériologique fructueuse n'avait encore été entreprise dans ce sens. Depuis la sanction scientifique a été donnée à ces hypothèses, et est venue apporter la clé de ces coïncidences. Une observation de Gabbi publiée en France, dans le mémoire de Boulay [3], dénonce nettement le pneumocoque comme responsable

---

1. CAUSSADE, *De la néphrite pneumonique.* Th. de Paris, 1890.

2. BOBONE, *Sur une forme d'angine folliculeuse et contagieuse.* (Florence, *Bollettino delle malattie della Gola et del Naso,* 1er juillet 1888.)

3. BOULAY, *Des affections à pneumocoques indépendantes de la pneumonie franche.* Th. de Paris, 1890.

d'une amygdalite aiguë régulière. Netter [1] a, lui aussi, rencontré ce microorganisme dans les mêmes conditions. Les faits rapportés par Jaccoud [2] et Rendu [3], quoique plus discutables, n'en sont pas moins remplis d'enseignements.

Le cas de Rendu [4] est tout particulièrement net comme contagion. La malade dont il conte l'histoire, une infirmière de son service, semble bien manifestement avoir contracté son amygdalite au contact de ses compagnes de dortoir atteintes de pneumonie contagieuse.

L'amygdalite, comme l'a montré Boulay, peut donc, dans certaines circonstances, représenter une modalité spéciale de l'infection par le pneumocoque ; rien d'étonnant par suite qu'elle soit susceptible de prendre naissance au contact d'un sujet atteint d'une autre forme morbide due au même parasite.

Quant aux épidémies de tonsillite, développées parallèlement à des épidémies de rougeoles ou de scarlatines, comme celles que nous avons rappelées plus haut, les relations qui les concernent, sont, nous le répétons, trop loin de nous et trop

---

1. NETTER, *Fréquence relative des affections à pneumocoques, points au niveau desquels débute le plus souvent l'infection aux divers âges de la vie.* Société de Biologie, 26 juillet 1890.

2. JACCOUD, *De l'angine pseudo-membraneuse à pneumocoques,* leçon clinique, mars 1891.

3. RENDU, *L'Angine à pneumocoques,* leçon clinique in *Mercredi médical,* 8 octobre 1890.

4. RENDU, *Observation d'angine à pneumocoques.* Soc. méd. des Hôpitaux, 7 mai 1891.

peu précises, pour qu'il nous soit permis d'en tirer des conclusions fermes, et de ne pas émettre des doutes sur leur interprétation.

Amygdalite et grippe. Il n'en est pas de même des cas si nombreux d'angines folliculeuses, remarqués, au cours des récentes épidémies de grippe. Leur chiffre élevé ne sera contesté par personne, et il est peu de médecins qui n'aient pas eu l'occasion d'en observer. Il est permis, devant leur fréquence, de se demander avec Cartaz et Richardière si l'on ne doit pas les considérer comme de véritables cas d'infection grippale revêtant cette forme spéciale en raison de la localisation de l'agent infectieux. Il n'y aurait alors rien d'étonnant à ce que la contagion fût dans ces cas, ainsi que l'épidémicité, aussi accentuée que dans la grippe même. Soit que l'on en rende responsable le germe spécifique de l'influenza, pullulant alors dans les cryptes tonsillaires, ce qui n'a pas encore été vérifié, soit que l'on préfère mettre en cause une de ces infections secondaires devenues banales depuis les dernières épidémies, due peut-être, comme les otites et autres complications, au streptocoque qui colonise volontiers dans les replis de l'amygdale.

Pluralité probable des espèces pathogènes engendrant les amygdalites. Ces notions souvent vagues, quelquefois contradictoires, basées sur des faits dont quelques-uns demeurent encore isolés, ouvrent un vaste champ aux hypothèses et plaident encore en faveur de la multiplicité probable des espèces parasitaires dominant la genèse des amygdalites. La détermination précise et l'isolement de ces diverses espèces jettera peut-être un jour nouveau sur les conditions dans lesquelles l'amygdalite devient contagieuse et apportera sans doute une solution à la question de savoir si cette propriété dépend exclusivement de la présence de tel ou tel germe, ou si, au contraire, elle n'est due qu'à des conditions spéciales et passagères de virulence, l'espèce en cause n'imposant pas nécessairement la contagion.

Enfin, certaines observations semblent établir un rapport mutuel de cause à effet entre l'angine folliculaire d'une part, et de l'autre l'érysipèle et l'infection puerpérale. Telle est du moins la conclusion qu'il est permis de tirer de deux faits relatés par Sendtner[1], l'un d'érysipèle ambulant grave ayant débuté par une angine folliculaire, l'autre emprunté à la clinique d'accouchement de Breslau et ayant trait à une épidémie d'angines folliculaires plus ou moins intenses qui sévit parmi les serviteurs de l'établissement, et cela précisément à la suite de quatre cas de mort par septicémie puerpérale s'étant succédé dans un court espace de temps. Hâtons-nous d'ajouter que les quelques examens bactériologiques dont les amygdalites ont été jusqu'ici l'objet sont plutôt favorables à ce rapport.

Amygdalite et érysipèle.

Quel que soit ce germe, on a émis des hypo-

Mode de pénétration du poison morbide.

---

1. Sendtner. *De l'étiologie de l'angine folliculaire.* Institut d'hygiène de Munich. (*Münchener medicinische Vochenschrift,* 30 juin 1890.)

thèses sur son mode de pénétration dans l'organisme, et en particulier dans l'amygdale, et cela avant qu'aucune tentative expérimentale ait été tentée pour vérifier son existence et sa nature. Le microorganisme soupçonné vient-il échouer dans les tonsilles, charrié par le sang ou la lymphe après introduction dans l'économie par une porte d'entrée quelconque ? ou, au contraire, cette voie d'accès lui est-elle offerte par l'amygdale elle-même, qui ne serait qu'une des premières étapes de sa tentative d'invasion ? Ce sont effectivement les deux seules questions qu'il soit permis de se poser devant le gonflement aigu des amygdales, car, bien évidemment, la cause parasitaire étant admise, la tuméfaction en elle-même, en raison de la structure lymphoïde de l'organe, en raison aussi de la fonction phagocytaire, ne peut être attribuée qu'à une pullulation intense de leucocytes destinée à lutter contre celle des germes et à faire ainsi face au danger. Pareil phénomène se produit à propos d'une foule d'autres infections dans les ganglions voisins de la plaie qui leur a servi d'entrée.

Infection secondaire de l'amygdale, par voie sanguine ; faits à l'appui. L'infection de l'amygdale par voie sanguine, c'est-à-dire secondaire, a été soutenue par Kannenberg et le professeur Bouchard. Certains faits semblent leur donner raison. Frœlich[1] et son assistant, après s'être blessés au cours de l'autopsie d'un sujet mort de péritonite consécutive

---

1. FRŒLICH, *Deutsche medic. Zeitung*, 1887.

à une angine tonsillaire, firent l'un et l'autre une amygdalite. La plaie anatomique paraît là avoir servi de porte d'entrée au germe qui n'a impressionné les tonsilles que par contre-coup. Descoings, dans sa thèse, rapporte l'histoire d'un jeune homme qui, en visite chez un ami atteint d'angine tonsillaire, se coupa au doigt et étancha le sang de la petite plaie avec le mouchoir dans lequel crachait le malade. Deux jours après se déclarait une douleur dans l'aisselle du côté blessé, et presque en même temps les signes d'une amygdalite.

Et cependant, à un examen plus raisonné, ces exemples ne sont pas, il faut l'avouer, à l'abri de toute critique, puisque, dans l'un et l'autre, les sujets contaminés avaient plus ou moins respiré dans l'atmosphère des malades. Dans les observations citées par Ruault, que nous avons signalées au cours de ce chapitre, la porte d'entrée intranasale semble moins douteuse. Il est donc très possible que certaines phlegmasies tonsillaires aient bien réellement cette origine et ne soient que le reflet d'une infection de toute l'économie à laquelle l'arrière-bouche n'a pas servi de porte d'entrée.

Néanmoins, la doctrine contraire est à notre avis plus séduisante et s'accorde mieux avec la majorité des faits. La connaissance chaque jour plus parfaite des espèces parasitaires qui vivent habituellement dans la bouche l'assoit sur une base très sérieuse. Il est, en effet, actuellement démontré que, même en l'absence de tout état morbide, la cavité buccale donne asile à plus de quatorze variétés microbiennes qui y colonisent de concert[1]. Au nombre de celles-ci, la présence d'espèces incontestablement pathogènes a été décelée déjà bien des fois sans nul doute (le streptocoque pyogène 5,5 0/0, le pneumocoque 4,5 0/0, le staphylocoque doré ou blanc dans presque tous les cas).

Si, de cette constatation, on rapproche les faits d'angines dans lesquels l'examen bactérien a révélé la présence de l'un ou de l'autre de ces mêmes germes pathogènes, dans les lacunes des tonsilles ou dans le pus de phlegmons intra ou péritonsillaires ; si, d'autre part, on songe à la fréquence de l'adénite cervicale suivant la tuméfaction des amygdales, comme le bubon suit la chancrelle, on avouera que bien des vraisemblances font pencher vers l'origine buccale de l'infection.

Tels sont les éléments encore assez diffus et problématiques qui semblent concourir, chacun pour une part variable suivant les cas, à l'éclosion de la majorité des angines tonsillaires aiguës.

Nous signalerons au cours de l'étude de chaque forme les facteurs étiologiques qui paraissent lui être particulièrement spéciaux.

---

1. NETTER, *Microbes pathogènes contenus dans la bouche des sujets sains, maladies qu'ils provoquent.* (*Revue d'hygiène,* juin 1890, f. XI, p. 501.)

CHAPITRE V

Symptomatologie générale

L'inflammation aiguë des tonsilles, ou plus justement l'amygdalite, se présente sous des aspects cliniques variés. Mais en examinant plus attentivement ces différentes modalités, on peut facilement se convaincre que dans toute amygdalite quelle qu'elle soit, il y a un fond symptomatique commun, auquel quelques traits surajoutés suffisent à imprimer les physionomies particulières à chaque forme. Cette charpente, pour ainsi dire invariable, répond assez bien au tableau de l'amygdalite parenchymateuse de moyenne intensité, celle qu'il est donné à tout praticien d'observer journellement. Nous croyons bien faire en la prenant pour type de notre description, et en plaçant celle-ci en tête de ce chapitre. Nous éviterons ainsi bien des redites, et il nous suffira ensuite, pour caractériser chaque forme, d'ajouter à cette première esquisse les quelques traits spéciaux qui lui donnent son cachet.

L'entrée en scène de l'amygdalite est habituellement brusque, d'autant plus que le sujet est jeune et n'en est encore qu'à ses premières atteintes gutturales, à plus forte raison s'il est pris pour la première fois. Après s'être exposé à l'une des causes occasionnelles que nous avons étudiées, froid, contagion, écart de régime, il ressent un malaise vague accompagné quelquefois de frissonnements légers, en même temps l'appétit s'éteint, et la tête devient le siège d'une lourdeur incommode ou de véritables élancements douloureux. La fièvre fait bientôt suite au frisson qui en est le prélude, fièvre qui peut être vive et obliger le malade à prendre le lit sans retard. Jusqu'ici rien de particulier, c'est la monnaie courante des états infectieux aigus. Chez les jeunes enfants la réaction nerveuse peut être assez vive pour provoquer de petites crises convulsives qui n'ont alors rien de spécial. Le mal de gorge peut ne faire son apparition que quinze à dix-huit heures après; alors qu'avant lui rien n'attirait bien positivement l'attention du côté du pharynx. C'est un des arguments les plus plausibles qui aient été indiqués en faveur de la conception d'une amygdalite, maladie d'emblée générale.

Mais cette période d'invasion peut manquer. Chez les adultes surtout, déjà plusieurs fois visités par l'angine tonsillaire, la douleur gutturale peut fort bien précéder la fièvre et les signes généraux. Cette douleur est d'abord légère, elle peut durer deux ou trois jours pendant lesquels le malade continuant sa vie habituelle se sent simplement un peu fatigué, la tête un peu lourde, ce qu'il met sur le compte de la constipation qui peut accompagner son malaise. Bientôt il sent qu'il avale plus difficilement et, instruit par l'expérience, il peut prédire son angine. Ses prévisions ne tardent pas à se réaliser et les accidents éclatent définitivement à son réveil. Celui-ci survient le plus souvent après quelques heures de sommeil, il est occasionné par la sécheresse croissante du gosier qui, encombré de mucosités visqueuses et adhérentes, est devenu progressivement le siège de sensations extrêmement pénibles. A partir de ce moment apparaissent rapidement tous les autres signes. La fièvre est déjà ébauchée, il peut exister déjà un peu d'endolorissement rétromaxillaire. La dysphagie ne fera que s'accroître.

Il est une particularité qu'on devra bien ne pas perdre de vue lorsqu'on se trouve en présence d'un jeune enfant. C'est que très fréquemment à cet âge, les troubles généraux bruyants peuvent masquer absolument l'état local. Un violent accès de fièvre, accompagné de prostration, de vomissements, quelquefois de crises convulsives peut être uniquement sous la dépendance d'une poussée d'amygdalite aiguë. La douleur de gorge peut être insignifiante, en outre à cet âge les sensations sont vagues, et leur localisation manque de précision; on pourra alors à bon droit conclure à une fièvre grave ou même à une méningite, alors qu'un simple coup d'œil donné à la gorge vous eût rassuré et mis sur la bonne piste.

Intensité des signes d'invasion chez l'enfant. Causes d'erreur.

Aussi, en règle générale : ne jamais omettre cet examen sous aucun prétexte.

Le malade atteint d'angine tonsillaire a de la fièvre et tous les malaises qu'elle comporte : inappétence, mal de tête, insomnie. Mais pour lui la douleur de gorge constitue son plus grand mal, et de fait, chaque mouvement de déglutition le lui rappelle. Aussi peut-on dire que la dysphagie est le phénomène fonctionnel dominant de l'amygdalite vulgaire.

On peut dire qu'elle est la compagne habituelle de toutes les phlegmasies pharyngées, depuis l'angine catarrhale, jusqu'à l'angine herpétique ou diphtéritique. Mais dans nul autre état peut-être, elle n'est aussi constante, aussi pénible que dans le gonflement aigu des tonsilles. La chose est aisée à prévoir, quand on songe à l'accroissement considérable que subit, sous l'impulsion inflammatoire, le volume de ces organes, déjà souvent exagéré dans l'intervalle des poussées. Les malades disent sentir un bouchon dans la gorge, un corps étranger dont la déglutition ne les débarrasse pas. Effectivement, chaque fois que cet acte se produit, les tonsilles sont comprimées par les piliers qui les brident toujours plus ou moins, de plus elles frottent l'une contre l'autre, ce qui provoque une sensation de déchirement d'autant plus prononcée que la sensibilité de la muqueuse est plus exaltée par la congestion. Si l'on ajoute à cela que la muqueuse de revêtement des piliers est aussi le siège d'un certain degré d'inflammation, on concevra que les muscles sousjacents remplissent leur office d'une façon assez irrégulière pour laisser refluer souvent les liquides avalés, dans les fosses nasales, ce qui peut faire croire à une paralysie du voile du palais qui en réalité n'existe pas, cette perturbation pouvant être uniquement mise sur le compte de l'asynergie musculaire causée par la phlegmasie de la région.

La dysphagie est un symptôme trop pénible pour passer inaperçu chez les adultes qui sont les premiers à s'en plaindre et à réclamer les moyens de l'atténuer. Il faut savoir qu'il n'en est pas de même chez les jeunes enfants et que l'attention du médecin n'est souvent attirée du côté de la gorge que par les contorsions et les grimaces provoquées chez les petits malades par la déglutition qui, pour un observateur attentif, devient manifestement un acte laborieux. Il est vrai de dire aussi que le sommeil agité, troublé fréquemment par un ronflement guttural bruyant, peut également faire songer au gonflement aigu des tonsilles, surtout si l'enfant dort habituellement en silence; car lorsque le ronflement est un phénomène journalier, il est plutôt l'indice de végétations adénoïdes de l'arrière-cavité des fosses nasales.

Le sommeil n'est pas moins difficile chez les adultes que chez les enfants, il est interrompu à de fréquents intervalles par des réveils pénibles. Aussi les malades le redoutent et ne s'y abandonnent que vaincus par la fatigue. La respiration s'effectuant alors presque toujours par la bouche, dessèche le pharynx dont les mucosités devenues épaisses et adhérentes provoquent chez l'adulte des efforts d'expulsion douloureux et sont avalées par l'enfant pour être rejetées plus tard par vomissement.

Elle peut entraver l'alimentation. — Dans les cas intenses, la déglutition peut être presque absolument impossible, ce n'est qu'au prix des plus violents efforts que les malades parviennent à avaler quelques gorgées de liquide, encore le reflux par le nez et les nausées qui sont la suite fréquente de ces tentatives les rendent-elles souvent peu profitables pour l'alimentation qui devient, pendant quelques jours, fort difficile. Heureusement ce degré extrême est rare et appartient presque exclusivement à l'amygdalite phlegmoneuse. Dans les formes moyennes, les malades peuvent toujours avaler au moins les liquides chauds. Les aliments demi-liquides également chauds sont peut-être encore mieux acceptés. Au contraire les liquides froids ou glacés, qui peuvent amener un soulagement momentané, contribuent plutôt à accroître la congestion.

Troubles respiratoires. Altération du timbre vocal. — En dehors de l'angine phlegmoneuse et de la périamygdalite linguale en particulier, qui, dans quelques cas rares, se complique d'œdème de la glotte, les troubles respiratoires demeurent presque toujours insignifiants et ne réclament aucune intervention.

Quand la conformation du pharynx est sérieusement bouleversée, et surtout lorsque le jeu du voile du palais est imparfait, le timbre de la voix est toujours à quelque degré altéré et la prononciation prend un caractère nasonnant qui, chez un observateur prévenu, éveille immédiatement l'idée d'une angine. Heureusement, ce phénomène ne survit pas à la tuméfaction des tonsilles et disparaît avec elle.

La surdité passagère, unilatérale ou bilatérale, est aussi un symptôme banal de l'amygdalite, on peut le plus souvent l'attribuer à l'obstruction momentanée de la troupe d'Eustache par les mucosités du naso-pharynx, ou même au gonflement de la muqueuse qui en revêt le pavillon. Elle a souvent pour corollaire des douleurs d'oreille quelquefois assez vives pour que les malades s'en plaignent. Elles sont assez fréquemment du reste indépendantes de la salpingite, et l'on doit alors les mettre sur le compte de véritables névralgies réflexes, dues à l'irritation des appareils sensitivonerveux de l'amygdale.

Nous ne pousserons pas plus loin l'analyse des symptômes subjectifs localisés par lesquels se signale le plus fréquemment l'amygdalite aiguë moyenne. A l'état d'isolement, ils donnent des renseignements trop vagues pour qu'il soit permis, sans autre contrôle, de reconnaître la maladie en question, ils concentrent simplement l'attention sur l'isthme du gosier dont l'examen direct sera seul capable de donner un peu de précision au diagnostic.

Troubles généraux.

Les signes généraux contribuent pour une large part à donner aux amygdalites leur physionomie propre et en les séparant nettement des inflammations locales vulgaires, à avertir l'observateur qu'il se trouve bien réellement en face d'états franchement aigus provoqués par l'invasion de l'organisme entier par un agent infectieux.

Le frisson manque souvent.

Nous avons signalé le frisson du début, il manque souvent, il est vrai, car il s'en faut que toutes les amygdalites aient une période d'invasion aussi solennelle. Le phénomène n'en demeure pas moins digne de remarque et permet de faire marcher de pair cette petite maladie avec la pneumonie lobaire. L'une et l'autre du reste, nous l'avons vu, peuvent évoluer sous l'impulsion du même parasite. Ce frisson, qu'il soit unique ou constitué par une série de petits frissonnements successifs marquant la première journée de malaise, est dans une assez large mesure un symptôme de début. Il peut, déjà à ce moment lorsqu'il est intense, indiquer la suppuration qui éclate, quelquefois d'emblée. Lorsque le phlegmon de l'amygdale est au contraire consécutif à une poussée parenchymateuse simple, le frisson survenant inopinément dans le courant de celle-ci, annonce le plus souvent cette terminaison. Quoi qu'il en soit, il est toujours accompagné par de fortes élévations de température.

Fièvre, ses divers degrés. laver-

La fièvre en effet ne manque jamais dans les formes aiguës. Elle est très variable suivant l'âge des sujets, suivant le degré de l'infection, les atteintes antérieures, et très probablement aussi, suivant la nature de l'agent infectieux.

Il est possible de voir évoluer une amygdalite réellement aiguë, sans que le thermomètre monte au delà de 39° ou même de 38°5, et cela malgré une dysphagie, une tuméfaction tonsillaire, une rougeur qui ne le cèdent en rien à celles qui accompagnent les cas les plus fébriles. C'est chez les adultes de vingt-cinq à trente ans, abonnés depuis le jeune âge aux angines à répétition, que l'on observera surtout cette apyrexie relative. Il semble que chez ces sujets, le parasite responsable de la tonsillite ait subi avec le temps une atténuation graduelle de sa virulence, et que le terrain sur lequel il végète devienne peu à peu impropre à réagir devant ses nouvelles tentatives d'invasion, jusqu'au jour où il reste tout à fait stérile ; et comme on l'a vu, pareille immunité est acquise entre trente et trente-cinq ans. On peut alors assister à des amygdalites ébauchées absolument apyrétiques. Les individus qui arrivent à cette période de la vie sans avoir présenté antérieurement aucune poussée angineuse, ne jouissent pas du même privilège lorsqu'ils sont par hasard atteints d'infection tonsillaire. C'est, au contraire, le plus souvent sur ces terrains vierges que l'on observe les formes hautement fébriles de l'amygdalite (formes dites infectieuses). Le thermomètre monte alors aussi haut que dans les fièvres les plus graves,

sement proportionnelle au nombre des atteintes antérieures.

on peut trouver le soir dans le rectum 40° et 41°, sans que pourtant ce symptôme isolé doive éveiller sérieusement l'inquiétude sur l'issue probable de la maladie. Chez les enfants, ces températures devront encore moins étonner les praticiens, surtout lorsqu'ils en connaîtront la cause. On sait que dans le jeune âge, un état fébrile intense peut être provoqué par une simple amygdalite, et tomber aussi brusquement qu'il a éclaté.

Marche, durée de l'état fébrile.

La durée de la fièvre amygdalienne est elle aussi assez variable, — elle atteint quelquefois son summum du jour au lendemain, pour se maintenir autour du même degré pendant cinq ou six jours, avec des rémissions matinales de un demi-degré environ. C'est ainsi que les choses se passent dans la grande majorité des faits. Le retour à l'apyrexie peut être complet en un ou deux jours, la rémission matinale tombant jusqu'à 37° le premier jour pour n'y revenir définitivement le lendemain qu'après une ascension minime le même soir.

Plusieurs circonstances font varier ce tableau théorique. Chez les habitués de l'amygdalite, dont nous parlions plus haut, arrivés à l'âge adulte, la fièvre peut être bien plus éphémère et ne persister qu'un jour ou deux, sans que pour cela la durée de la fluxion locale en soit diminuée. De plus les amygdales peuvent se prendre l'une après l'autre, il semble même quelquefois qu'il soit possible de croire à une véritable contagion de voisinage, la seconde s'infectant au contact de la première contaminée. En pareil cas, on conçoit que la fièvre qui avait presque disparu, une fois le côté droit guéri, se rallume au moment où le côté gauche s'enflamme. C'est ainsi qu'un réveil fébrile éclatant peu de temps après une apyrexie en apparence définitive, devra faire songer d'abord à une poussée du côté opposé. Il arrive encore que la température après une rémission matinale complète, persiste à remonter le soir, prenant ainsi le mode hectique. Cette forme de la courbe fébrile devra éveiller l'attention sur la suppuration probable du parenchyme tonsillaire.

Il se passe ici pour le pouls ce que l'on observe dans la plupart des maladies fébriles, c'est-à-dire qu'il s'accélère en raison de l'élévation thermique. On sait qu'il y a fort peu d'exceptions à cette règle, et que celles qui existent acquièrent par cela même une haute valeur diagnostique (fièvre typhoïde, méningite). Chez les enfants, chez les émotifs, cette tachycardie peut être exagérée par rapport au degré de température. Là comme ailleurs le thermomètre sera seul capable de donner des renseignements précis sur le degré de la fièvre.

A l'exemple de presque toutes les fièvres graves, l'amygdalite aiguë peut s'accompagner d'une réaction nerveuse plus ou moins intense, plus ou moins bruyante, suivant le terrain sur lequel elle évolue, et aussi suivant le degré de l'infection de l'économie. En tout cas, celle-ci

paraît toujours marcher de pair avec l'hyperthermie. A son plus faible degré, elle se réduit à
la courbature et au mal de tête. Cet abattement,
qui peut être un des premiers phénomènes d'invasion, ne dure guère plus de vingt-quatre à
quarante-huit heures. Chacun connaît cette sensation de brisement des membres, cet endolorissement général qui sert si fréquemment de
prélude aux grands processus fébriles. La céphalalgie ne fait presque jamais défaut ; frontale ou
occipitale, elle rappelle assez bien la sensation
pesante accusée par les neurasthéniques et
s'accompagne d'une impotence intellectuelle, d'une
parésie de l'attention qui s'ajoute à l'affaissement déjà produit par la fièvre qui s'allume.

Stupeur dans les amygdalites anomales.

Cette dépression peut, dans les cas exceptionnellement graves, aller jusqu'à la stupeur ; lorsque
la virulence est extrême, on peut voir les malades
tomber rapidement dans un véritable état typhoïde
qui sert de phase initiale à un demi-coma du
plus fâcheux augure.

Délire, chez les nerveux et les alcooliques.

Ailleurs, c'est l'excitation qui domine. Les
symptômes de cet ordre reconnaissent des causes
variées et le pronostic qui en découle leur est
jusqu'à un certain point subordonné. Chez les
enfants nerveux et excitables, il suffit bien souvent d'une assez forte élévation thermique pour
provoquer de l'agitation nocturne et même des
convulsions. On ne devra donc pas se préoccuper
outre mesure de ces incidents. Pareille chose
s'observe chez les adultes ayant des habitudes

alcooliques; leur délire portera alors la marque de son origine et l'on devra toujours songer alors à l'éventualité d'une crise de delirium tremens, avec toute la gravité pronostique qu'elle comporte. Enfin lorsque, sans qu'il soit possible d'invoquer l'alcoolisme comme cause, on assiste à un délire violent alternant avec des périodes d'abattement typhoïde, malgré un état local insignifiant, on en tirera, malheureusement sans grandes chances d'erreur, un très fâcheux augure. Une semblable ataxie nerveuse est, il faut se hâter de l'ajouter, absolument exceptionnelle et appartient exclusivement à certaines formes de pyohémie d'origine tonsillaire qui n'ont guère de l'amygdalite que le nom.

Est-ce que les fonctions digestives sont troublées d'une façon bien spéciale par l'inflammation des tonsilles ? Quoique ces derniers organes soient à vrai dire une annexe du tube digestif, leurs infections ne paraissent pas avoir sur lui un retentissement qui diffère notablement de celui qui résulte toujours de tout état fébrile. Toute amygdalite est constamment accompagnée, ou même précédée d'un état saburral plus ou moins accentué. Celui-ci se traduit par une langue recouverte d'un épais enduit blanchâtre qui explique une anorexie presque toujours complète et un état nauséeux qui peut, chez l'enfant, aller jusqu'au vomissement, d'autant plus qu'à cet âge l'estomac se trouve rempli par les mucosités qu'y accumule la déglutition. La constipation est opiniâtre, et lorsqu'elle précède, ce qui n'est pas rare, de quelques jours, l'apparition de l'amygdalite, on peut se demander si elle n'a pas contribué dans une certaine part à la provoquer. Quant à la diarrhée, elle est exceptionnelle, elle n'a été notée que dans un très petit nombre d'observations et semble, lorsqu'elle est rebelle, appartenir en propre aux formes graves compliquées d'état typhoïde. La constipation ne dure pas plus que l'état fébrile, et cède, dans tous les cas, aisément aux évacuants, elle disparaît avec la reprise de l'alimentation et reste toujours au second plan.

Albuminurie dite fébrile. Sa valeur pronostique exagérée par quelques auteurs.

Pendant tout le cours de l'amygdalite aiguë, les urines présentent les caractères que l'on rencontre habituellement dans les états fébriles en général; elles sont peu abondantes, très colorées, très riches en sels, surtout en urates, et par suite leur densité en est accrue proportionnellement. Il est un détail qu'il faut toujours avoir présent à l'esprit lorsqu'on examine les urines d'un sujet atteint d'angine simple, c'est que la présence de l'albumine y est très fréquente; pourquelquesauteurs même, elle serait constante, et pendant la période hyperthermique au moins, les examens seraient toujours positifs à un moment ou à un autre, pour peu qu'ils soient répétés plusieurs fois à différentes heures de la journée et à l'aide de réactifs suffisamment sensibles; quoi qu'il en soit, il est un fait certain, c'est que, même en ne se livrant qu'aux constatations un peu hâtives que comporte la clinique journalière, on rencontre souvent, par la chaleur et l'acide acétique, des traces d'albumine dans l'urine des sujets porteurs d'une amygdalite aiguë. Lorsque la quantité ne dépasse pas 50 centigrammes par litre, que cette albuminerie minima disparaît avec les hautes températures, on pourra ne pas y attacher une réelle importance; il est plus que probable qu'elle est alors sous la dépendance d'un trouble passager de la circulation rénale. Mais s'il s'agit d'un ou plusieurs grammes, si cette albuminurie survit à la fièvre, on sera en droit de croire à une complication sérieuse, à une véritable néphrite sur laquelle nous reviendrons en temps et lieux. Il est en effet constant, dans l'amygdalite régulière, de voir les urines redevenir normales au moment où reparaît l'apyrexie: elles augmentent de quantité, s'éclaircissent, et en même temps, l'albumine n'y est plus décelable. On fera donc sagement en ne cessant pas prématurément ces examens, puisqu'ils acquièrent précisément une valeur pronostique importante au moment de la convalescence.

Valeur réelle de l'albuminurie de la convalescence.

Nous venons d'étudier successivement dans les amygdalites, la dysphagie, la fièvre, les symptômes nerveux et digestifs, en somme, tous les troubles fonctionnels qui les caractérisent, tous ceux que nous révèle l'interrogatoire du malade ou de son entourage, aidé d'un examen tout extérieur. Il est bien évident, nous le répétons,

Variations du tableau clinique selon les cas particuliers.

que ces troubles, peuvent offrir dans la réalité, et suivant les cas particuliers, tous les degrés ; tandis que les uns peuvent faire défaut, les autres peuvent prendre, au contraire, une prédominance exagérée et accaparer toute l'attention, modifiant ainsi dans un sens ou dans l'autre, l'agencement du tableau clinique. Nous n'avons cherché qu'une moyenne, dans laquelle il soit permis de retrouver la plus grande part des traits communs aux différentes formes de la maladie. L'examen direct de l'isthme du gosier donne des renseignements autrement précis et différenciés, si bien qu'il permet de percevoir des particularités dont la présence seule suffit à établir entre les phlegmasies tonsillaires des divisions consacrées par l'usage.

Ces signes objectifs réclament donc toute l'attention du clinicien qui devra se les bien fixer dans la mémoire, afin d'éviter les erreurs encore assez nombreuses dont l'amygdalite est annuellement l'occasion de la part d'observateurs inattentifs ou distraits.

Comment convient-il de pratiquer cet examen ? Quoique le manuel opératoire n'offre rien de bien spécial à la maladie qui nous occupe, nous ne croyons pas superflu de le rappeler en deux mots. Il importe d'abord de se ménager un bon éclairage. Quand l'état du malade lui permet de descendre de son lit sans inconvénient, et qu'on l'examine au jour, la lumière naturelle, celle que l'on obtient en le faisant asseoir face à la fenêtre, est encore la meilleure. Mais ces conditions ne sont pas toujours réalisables; on y suppléera alors par une lampe, ou même, le moyen est classique mais n'en est pas moins excellent, par une bougie tenue à la main en même temps qu'une cuillère la poignée en bas, la coquille faisant réflecteur. Muni de l'éclairage quel qu'il soit, on fait ouvrir au malade la bouche aussi largement qu'il en est capable. Il arrive, en effet, assez fréquemment que sous l'influence d'une inflammation excessive qui occasionne une véritable contracture des muscles masticateurs, l'écartement des arcades dentaires soit plus ou moins limité. Il est rare que les amygdales soient bien visibles, par la simple ouverture de la bouche sans le secours d'aucun instrument. Quelques sujets cependant arrivent, avec un peu d'habitude, à excaver d'eux-mêmes suffisamment le dos de la langue pour rendre cet examen possible; mais c'est l'exception et presque toujours, on n'aperçoit dans ces conditions que la base de la luette et le haut des fossettes amygdaliennes, le reste de l'isthme étant masqué par la voussure que forme la face dorsale de la langue; voussure qui s'exagère encore lorsque le sujet tire la langue hors des arcades dentaires. On sera donc obligé de supprimer cet obstacle, pour ménager au rayon visuel une voie convenable jusqu'aux tonsilles. Les abaisse-langues ont été inventés dans ce but, le modèle le plus pratique est celui dont le manche forme avec la palette un angle obtus. A d'éfaut d'abaisse-langue, on utilisera dans ce but un manche de cuillère ou de fourchette, ou encore un coupe-papier. L'abaissement de la langue qui n'est jamais une opération agréable, peut provoquer une véritable sensation douloureuse quand les tonsilles sont le siège d'une phlegmasie aiguë ; il éveille même chez nombre de malades un certain degré d'appréhension. On devra donc y procéder avec d'autant plus de douceur qu'on a plus d'intérêt à le mener à bonne fin. Il est un détail qu'il ne faut pas perdre de vue, c'est que l'abaissement de la langue n'est praticable que lorsque celle-ci reste en arrière des arcades dentaires; si elle les déborde, on se verra obligé d'user de violence et l'on n'arrivera à rien. Ainsi donc une fois la bouche ouverte, la tête relevée modérément en arrière, s'assurer que la langue ne dépasse pas les arcades dentaires et n'est pas trop fortement contractée. Appuyer alors sur sa surface dorsale peu à peu et sans brusquerie la palette de l'instrument dont l'extrémité ne doit pas entrer en contact avec la luette et le voile du palais, ce qui provoquerait presque invariablement des efforts de vomissements. En opérant avec ces précautions, on parviendra presque toujours à calmer suffisamment les appréhensions des malades les plus nerveux, pour pouvoir pratiquer un examen sérieux et profitable. Chez les enfants cependant, on devra s'accoutumer à voir vite et bien, car leur indocilité défie quelquefois toute patience, et l'on est bien forcé de se contenter d'un coup d'œil jeté à la dérobée au fond de la gorge que l'on n'aperçoit que par surprise, au moment où la bouche s'entr'ouvre pour suppléer à la respiration nasale entravée à dessein.

Que nous révèle cet examen ? Ce qui saute aux yeux tout d'abord c'est que, à de rares exceptions près, les amygdales sont grosses, ou tout au moins très visibles et saillantes entre les piliers qui les encadrent. Tandis qu'à l'état normal, leur voussure est à peine appréciable, elles occupent une place exagérée et arrivent parfois à se toucher, tant elles encombrent le pharynx. Cette augmentation de volume est à la vérité toute relative et subordonnée tout entière aux dimensions qu'offrait la glande, avant la poussée que l'on a sous les yeux ; néanmoins, avec un peu d'habitude, avec la notion de l'âge du sujet, des angines antérieures, à l'aide d'une observation attentive et journalière, on arrivera aisément à l'apprécier avec une précision suffisante pour la pratique. Chez les malades qui débutent dans l'angine tonsillaire, la fluxion reste en général modérée. Chez ses abonnés par contre, les glandes peuvent acquérir un volume monstrueux, on peut parfois le comparer sans exagération à celui d'un œuf de pigeon. Elles entrent alors en contact sur une surface assez large, pour qu'on puisse voir s'y former par pression réciproque et par frottement, deux exulcérations très superficielles qui se superposent pendant la déglutition, et dont il faut bien connaître la pathogénie pour ne pas les prendre pour des lésions d'autre nature, les plaques muqueuses, par exemple, qui offrent avec elles, quelque analogie.

Forme variable suivant l'âge des malades.

La forme des tonsilles ainsi gonflées, rappelons-le, n'est pas toujours identique. L'enfant présente en général des amygdales assez régulièrement globuleuses, à surface lisse ponctuée par un semis de points déprimés, également espacés, qui ne sont autre chose que les orifices des cryptes. A l'âge adulte, quand le parenchyme de la glande a été modifié par des poussées inflammatoires multiples, dont quelques-unes souvent terminées par suppuration, il ne faut pas s'attendre à cette régularité de contours. La surface est anfractueuse, présente çà et là des sillons creusés par des brides fibreuses qui lui donnent un aspect ficelé. L'entrée des lacunes est devenue béante, infundibuliforme, quelquefois méconnaissable. On aperçoit les masses épithéliales qui y sont entassées.

Rougeur des amygdales.

Il est un autre symptôme qui complète la fluxion des tonsilles et qui l'explique, c'est la rougeur de la muqueuse qui les enveloppe. Il est clair que la couleur de cette membrane est toujours plus ou moins profondément modifiée ; on observe depuis la teinte simplement rosée jusqu'au rouge écarlate, ou même lie de vin. Plus que sa présence elle-même, la topographie de cette rougeur est caractéristique. Elle n'est pas, comme dans d'autres angines, répandue sans distinction sur toutes les parties du pharynx, on la trouve souvent assez exactement limitée à la surface de l'une ou des deux amygdales. On la voit jeter sur le bord interne des piliers antérieurs un étroit liséré dont les limites vont mourir en avant sur la face inférieure du voile palatin. En arrière les piliers postérieurs, lorsqu'ils sont visibles, peuvent, eux aussi, être colorés de rouge. Mais la face postérieure du pharynx demeure habituellement indemne et contraste par sa pâleur avec les amygdales qui se détachent nettement sur le fond qu'elle leur forme. Il arrive cependant que cette muqueuse participe aussi à la congestion; mais seulement dans les cas où elle était antérieurement le siège d'une irritation chronique (pharyngite granuleuse chronique), coïncidence qui est loin d'être rare chez les adultes sujets à l'angine tonsillaire récidivante.

Lorsque l'inflammation demeure modérée, la rougeur peut rester avec la tuméfaction des parties, le seul signe qui en témoigne. La muqueuse apparaît simplement congestionnée, turgescente, enduite d'une mince couche de mucus qui lui donne son aspect vernissé. Souvent, sur le fond uniformément érythémateux, se détachent de petites granulations saillantes d'un rouge plus vif qui ne sont autres que les glandes muqueuses qui participent elles aussi à la phlegmasie. Aussi les voit-on semées non seulement à la surface des amygdales, mais encore sur les piliers. A un degré plus élevé, la sécrétion du mucus peut acquérir une plus grande importance, principalement si les lacunes envahies par le processus en fournissent leur part ; les glandes du pharynx peuvent également y contribuer. L'isthme du gosier se montre alors encombré de masses visqueuses et adhérentes, à apparence filamenteuse, formant parfois des ponts entre les deux surfaces tonsillaires, mais se déplaçant à chaque mouvement de déglutition. Elles provoquent chez les adultes une sorte de raclement continuel destiné à les expulser, but qui n'est que difficilement atteint en raison de leur épaisseur.

Enduit pultacé, résultat de la desquamation épithéliale ; caractérise les angines blanches.

Dans le cours de certaines amygdalites, il arrive encore qu'on trouve les tonsilles recouvertes quelquefois en totalité ou seulement par places d'un mince enduit dont la blancheur éclatante tranche franchement sur les piliers et les parties voisines restées indemnes et qui ont gardé leur couleur écarlate. Cette couche crémeuse n'offre du reste, avec les parties sous-jacentes, aucune adhérence. Lorsqu'on l'a enlevée avec le pinceau de charpie, on trouve à sa place une muqueuse qui n'est ni ulcérée ni saignante ; il ne peut donc être question d'une fausse membrane, ni même de plaques de muguet de la gorge avec lesquelles il importe aussi de ne pas confondre ces produits qui dérivent purement et simplement d'une desquamation excessive de la couche épithéliale superficielle de la muqueuse enflammée. Il se passe à la surface des tonsilles un phénomène analogue à celui qui donne à l'épiderme son apparence farineuse dans le cours des érythèmes aigus desquamatifs. Ces formes constituent ce que l'on a décrit sous le nom d'*angines pultacées* ou encore d'*angines blanches*. Celles-ci ne se distinguent du reste des autres phlegmasies simples du pharynx par aucun autre caractère différentiel que cette particularité assez grossière dont la cause véritable nous échappe encore. Est-elle le propre de certains terrains donnés, ou appartient-elle à une classe spéciale d'agents pathogènes? jusqu'ici il n'est permis à ce sujet d'émettre que des hypothèses, dont il faut laisser le contrôle à l'avenir. Quoi qu'il en soit, lorsque ces plaques pultacées sont isolées, les orifices des lacunes sont leur domicile de prédilection : elles forment là des îlots laiteux dont les bords peuvent s'enrouler sur eux-mêmes et sont plus minces que le centre. Ce processus desquamatif peut rester beaucoup plus actif à l'intérieur des cryptes, c'est une des variétés de l'amygdalite lacunaire. Il se forme alors au sein de ces cavités des amas caséeux blanchâtres dont l'extrémité libre finit par faire saillie hors de leurs orifices, ce qui constitue le premier degré de leur expulsion, laquelle demeure presque toujours incomplète. Dans ces conditions, on aperçoit sur l'amygdale tuméfiée et rouge, à la place de chaque ouverture lacunaire, une petite élevure blanche, ce qui lui donne un aspect comme lardé. C'est surtout à cetteforme que s'applique l'épithète d'angine sébacée, expression tirée de la compa-

Angines crypteuses ou angines sébacées.

raison qu'on a cru à propos d'établir entre ces produits de sécrétion anormale des cryptes et le sebum, celui par exemple qui recouvre la peau du nouveau-né. Cette distension des lacunes par des déchets épithéliaux n'a d'importance véritable que par rapport à ses suites possibles. Cette sorte de mastic finit par être évacué sous forme de filaments fétides où pullulent les bactéries; mais il est rare qu'il n'en reste pas une plus ou moins grande quantité au fond des cryptes, et sa présence contribue à y entretenir une irritation chronique. D'autres fois on voit, comme nous l'avons déjà signalé, ces masses prendre peu à peu de la consistance, et en s'infiltrant de sels calcaires, donner naissance à ce que l'on a décrit sous le nom de calculs de l'amygdale.

Amygdalite lacunaire pseudo-phlegmoneuse.

Nous avons dit que c'était là une des formes de l'angine dite lacunaire aiguë. Il en existe une autre plus commune, qui est plus souvent soupçonnée que diagnostiquée réellement : c'est celle qui est caractérisée par la réplétion des cryptes, non plus par des masses solides ou demi-solides, mais par un liquide puriforme qui s'y accumule derrière leurs orifices momentanément obstrués. On conçoit que par suite, le volume des amygdales soit considérablement accru. On n'en peut connaître la vraie cause que lorsqu'on les a vues recouvrer du jour au lendemain leurs dimensions premières, et cela sous l'influence de l'ouverture spontanée ou provoquée des lacunes distendues.

qui reviennent alors immédiatement sur elles-mêmes.

Nous en aurons fini avec les divers aspects que peuvent présenter les amygdales palatines, dans le cours des tonsillites aiguës non suppurées, lorsque nous aurons signalé une apparence de l'isthme du gosier, qui forme pour ainsi dire un trait d'union entre l'angine simple et l'angine franchement phlegmoneuse. Nous voulons parler de l'œdème qui peut envahir le voile du palais et la luette, sans que pour cela la suppuration en soit la conséquence. Il faut avouer cependant qu'elle reste jusqu'à la guérison confirmée, une menace constante, qu'il est difficile au clinicien le plus exercé de mettre définitivement de côté. La face inférieure du voile du palais, les piliers sont alors plus ou moins déformés. Mais c'est surtout la luette qui prend un aspect spécial : elle est turgide, sa muqueuse tendue et demi-transparente la fait ressembler à un grain de raisin dont elle peut acquérir le volume; d'autre fois elle s'allonge, devient grosse comme le petit doigt ou s'enfle à son extrémité en forme de battant de cloche, augmentant ainsi la gêne de la déglutition, et capable de provoquer, en chatouillant l'épiglotte, des quintes de toux, des efforts de vomissement et même des crises de suffocation par spasme réflexe de la glotte. Quant à l'œdème des replis arithénoépiglottiques, il est absolument exceptionnel en dehors des angines phlegmoneuses.

Dans toute angine, l'examen de la gorge doit être complété et éclairé par celui des régions ganglionnaires qui lui correspondent. Cette investigation ne doit pas non plus être négligée dans l'amygdalite. En pareille matière on peut observer là tous les degrés. Dans le cours des inflammations tonsillaires bénignes, le retentissement ganglionnaire peut être nul ou presque nul. Il se réduit à un peu de sensibilité à la pression derrière la branche montante du maxillaire inférieur. Ce symptôme peut même être assez précoce pour qu'il soit permis, d'après lui, de prédire une tonsillite qui n'est, du reste, encore qu'ébauchée. Il est bien plus accentué, nous le verrons, dans l'angine phlegmoneuse. Dans des cas un peu plus intenses on peut trouver cette même région rétroangulomaxillaire plus dure et moins dépressible qu'à l'état sain, enfin dans la région de la glande sous-maxillaire, il est possible de percevoir, d'un seul côté ou des deux, un ganglion un peu tuméfié et douloureux. Chez les sujets ayant déjà eu plusieurs poussées tonsillaires, il est souvent difficile de savoir si l'on ne se trouve pas en présence d'une adénite qui existait déjà antérieurement à l'acte morbide actuel. En effet, consécutivement à une première amygdalite, de même qu'à la suite d'un premier érysipèle, il peut subsister un ganglion tuméfié et induré, qui reste comme le témoin de la première atteinte. Il s'agit peut-être là d'un de ces foyers de microbisme latent, où l'agent pathogène sommeille, capable de repulluler à un moment donné pour produire les récidives. Ainsi dans la grande majorité des cas journaliers, les adénopathies sont insignifiantes et restent au second plan. Il n'en est pas de même dans les formes à symptômes généraux prédominants. On verra que la tuméfaction ganglionnaire peut alors devenir énorme et acquérir une signification pronostique très importante. Les glandes lymphatiques peuvent même suppurer par infection directe, sans suppuration préalable des tonsilles.

Telle se présente, dans sa physionomie la plus habituelle, l'amygdalite aiguë moyenne, celle qui s'offre journellement à l'observation des praticiens. Nous en aurons une idée suffisante lorsque nous aurons précisé sa marche, les limites de sa durée et ses différentes terminaisons.

Cette *marche* présente, on l'a vu, ce caractère très remarquable d'être presque toujours cyclique, c'est-à-dire que la maladie prend naissance, évolue et se juge en un temps déterminé qui varie très peu, à la façon, par exemple, de la pneumonie, des oreillons, des fièvres éruptives et généralement de tous les états aigus manifestement infectieux ; c'est un des nombreux arguments qui ont été invoqués en faveur de l'idée de l'amygdalite aiguë maladie générale infectieuse.

Marche, durée, terminaisons de l'amygdalite régulière.

Nous avons montré que l'état morbide pouvait se trouver constitué brusquement en quarante-huit heures, ou même du jour au lendemain, succédant sans transition à l'état sain par l'appa-

Invasion : six à quarante-huit heures.

rition soudaine d'un accès de fièvre annoncé par un frisson. D'autres fois, il est vrai, un malaise mal caractérisé, accompagné d'anorexie et d'un peu de dysphagie, peut préluder à la fièvre franche qui immobilise le malade au lit. C'est là ce que l'on peut appeler la période d'invasion. S'il y a eu contagion, il est quelquefois possible de reconnaître une période d'incubation, qui, dans le petit nombre de cas dans lesquels on a pu la vérifier, n'a pas dépassé trois à quatre jours.

La période d'état, autrement dit, celle qui commence avec les symptômes angineux accompagnés de fièvre et prend fin avec la défervescence, peut être fixée en moyenne à quatre jours ; elle oscille le plus fréquemment entre trois et six jours. Seules les complications peuvent en modifier la durée en la portant à dix jours et plus.

L'amygdalite aiguë régulière évolue toujours naturellement vers la guérison. La fièvre tombe d'abord et avec elle le malaise qui l'accompagne toujours. En même temps le malade commence à avaler plus aisément ; si alors on examine l'isthme du gosier, on constate que la rougeur vive a fait place à une teinte rosée qui disparaîtra bientôt elle-même pour laisser à la muqueuse sa couleur normale. Les tonsilles qui ne sont pas encore dégonflées présentent une surface plus onctueuse qui explique l'atténuation de la dysphagie. Quant à la tuméfaction, c'est un des signes qui disparaissent le plus lentement. Dans les meilleurs cas, il faut quelquefois attendre une

quinzaine de jours avant de voir les deux amygdales revenues absolument sur elles-mêmes. C'est
peut-être à cette circonstance qu'il convient d'attribuer la lenteur de la convalescence, à la suite
d'une maladie qui offre en apparence des allures
si bénignes. Il n'est pas rare de voir des sujets,
à la suite d'une atteinte de ce genre, des plus
insignifiantes, rester pâles et anémiés, privés de
leur énergie et de leur ressort nerveux habituel,
pendant dix ou douze jours, à tel point qu'ils se
demandent s'ils ne sortent pas en réalité d'une
grave maladie. On a déjà bien des fois insisté
sur cette disproportion curieuse entre le mal et
ses suites; Landouzy surtout, a attiré l'attention
sur ce fait. Legendre, d'autre part, a vu des cas
dans lesquels cette faiblesse, cette déglobulisation
ont persisté non plus dix ou quinze jours, mais
plusieurs mois. Ce qui frappait alors, c'était la
présence d'une inflammation tonsillaire subaiguë
coïncidant avec une albuminurie assez notable.
Pour cet observateur, ce dernier symptôme res-
terait souvent comme témoignage irrécusable
d'une infection latente, l'amygdale altérée continuant à émettre dans la circulation des toxines
capables d'irriter chroniquement le philtre rénal,
jusqu'à ce qu'une intervention convenable ait
modifié l'organe devenu foyer virulent.

Enfin il est extrêmement fréquent d'observer
un reliquat de tuméfaction tonsillaire, et même
d'un peu de rougeur, qui est le mode le plus
ordinaire du passage de la maladie à l'état chro-

nique. On sait, en effet, que chez les sujets prédisposés, l'amygdalite est une des affections les plus désespérément récidivantes. Or, chaque récidive laisse l'organe un peu plus volumineux qu'auparavant, de plus il persiste toujours entre les poussées aiguës un état demi-phlegmasique. Cette progression n'est entravée que par deux circonstances. D'abord par une évolution naturelle qui veut que les tonsilles perdent à partir d'un certain âge leur disposition à se congestionner et même s'atrophient par sclérose graduelle, résultat éloigné de leurs inflammations répétées. En second lieu, par une intervention chirurgicale qui vient brusquement mettre un terme à la vie de la glande en la supprimant.

La terminaison fatale dans l'amygdalite aiguë est absolument exceptionnelle. Elle est exclusivement du domaine des cas compliqués ou anomaux. C'est à propos de ces derniers que nous étudierons cette éventualité.

Terminaison par suppuration.

La suppuration est encore un mode d'évolution assez fréquent de la tonsillite : suppuration intra-tonsillaire ou péritonsillaire. Il n'est peut-être pas superflu de faire observer, que malgré la séparation si nette qui semble devoir être établie, d'après les classiques, entre l'amygdalite simple et l'amygdalite phlegmoneuse, ce ne sont pas là à proprement parler deux maladies distinctes. L'une et l'autre éclatent sur le même terrain, sous l'influence des mêmes causes occasionnelles, et très probablement provoquées par des agents pathogènes identiques. L'angine peut être phlegmoneuse d'emblée; mais combien d'amygdalites ayant débuté avec les allures les plus pacifiques tournent brusquement, sous l'influence de conditions qui nous échappent, vers la suppuration! Il en résulte que le tableau symptomatique des formes suppurées, ne diffère de celui que nous avons tracé pour l'amygdalite régulière, que par quelques traits locaux, les complications, les variations de pronostic, et surtout les signes généraux restant identiques dans l'une et l'autre. Nous avons donc cru avantageux pour la clarté de la description de faire précéder par l'étude de ce processus, celle des formes anomales et toxique de l'angine tonsillaire, formes qui, du reste, n'appartiennent pas plus à l'amygdalite simple qu'à la phlegmoneuse. Dans notre chapitre : Diagnostic, nous donnerons aussi à chacune la place qui lui revient.

Nous ne devons pas omettre comme terminaison possible de l'inflammation aiguë des tonsilles, la gangrène. Quoique très rare, elle a été observée dans ces conditions par un certain nombre d'auteurs, nous pouvons citer entre autres : Trousseau, Gubler, Hardy et Behier, Desnos. Elle résulte, là comme en d'autres régions, d'un processus phlegmasique intense, survenant chez un sujet se trouvant au moment de l'invasion dans des conditions d'infériorité organique créées soit par une diathèse (diabète, brightisme), soit par une intoxication chronique (alcoolisme, saturnisme), soit enfin simplement par le surmenage. D'autres circonstances exposent encore l'amygdale à ce genre d'accidents : ce sont les troubles circulatoires aisément produits par la tuméfaction excessive, et surtout la richesse du milieu buccal en microorganismes saprogènes prêts à envahir à la première occasion les tissus qui, pour une raison ou pour une autre, se trouvent momentanément dans un état de moindre résistance.

Cette variété de gangrène consécutive à l'amygdalite, ne doit pas être confondue avec la véritable angine gangréneuse. Elle n'en offre ni la haute gravité ni la tendance constante à la diffusion. Dans les quelques cas publiés, il s'agissait presque toujours de gangrènes limitées, se terminant naturellement par élimination d'une portion plus ou moins importante de parenchyme glandulaire. Cette perte de substance laisse l'organe déformé et diminué, elle est quelquefois l'origine de ces tonsilles à surface bridée et anfractueuse, qu'il n'est pas rare de rencontrer à la suite d'angines répétées.

CHAPITRE VI

Diagnostic des amygdalites régulières.

Dans la grande majorité des cas, l'amygdalite simple, régulière, se présente à l'observateur avec des traits si précis, toujours si identiques à eux-mêmes, qu'il suffit d'une expérience même limitée pour la reconnaître sans peine avec un peu d'attention. Fièvre, mal de tête, tuméfaction aiguë des tonsilles avec simple rougeur, chez un sujet jeune, n'ouvrent pas aux hypothèses un champ bien vaste, et on ne peut faire osciller son diagnostic qu'entre un petit nombre d'états qui à tel ou tel moment de leur évolution, peuvent donner carrière à des interprétations différentes et prêter, par conséquent, à confusion. Encore faut-il avoir ces différentes affections bien présentes à l'esprit et connaître par là même les quelques traits de détail qui peuvent arrêter le clinicien sur la pente d'erreurs souvent du reste bien excusables et que vient sans retard redresser l'évolution ultérieure des maladies en question.

On sait, en effet, qu'un certain nombre d'infections ont pour préface une rougeur érythémateuse de l'isthme du gosier qui n'épargne pas les tonsilles, tuméfiées aussi pour leur part. Il arrive parfois que, extemporanément, le seul diagnostic possible soit : infection à début guttural, sans qu'on puisse se croire autorisé à être plus précis, tout au moins au premier examen.

Pareilles hésitations ont souvent pour occasion les *angines* dites *éruptives*. Il faut cependant en excepter celle de la *variole*, qui coïncide avec, ou même suit l'éruption cutanée, et dont les pustules ont un aspect tout particulier qui ne trompe pas.

La *rougeole* a plutôt une prédilection pour le larynx et la trachée ; elle atteint pourtant de temps à autre le pharynx, mais s'y montre sous forme de macules rouges disséminées qui, rapprochées du coryza, de la conjonctivite, laissent peu de doute sur leur nature.

Il faut faire une place à part à *l'angine du début de la scarlatine*. Quand le mal de gorge est un phénomène isolé et que la fièvre est d'intensité moyenne, l'embarras est permis. Le début de l'amygdalite aiguë est brusque, assurément, mais celui de la scarlatine est peut-être encore plus soudain, et surtout d'emblée hyperpyrétique, accompagné de frissons et de vomissements (ce dernier symptôme est exceptionnel dans la période d'invasion de l'amygdalite). En outre, dans la scarlatine, la dysphagie est fréquemment tout à fait accessoire ; elle est si modérée qu'elle passe au second plan. Enfin, quand l'exanthème commence à s'étendre au reste de la muqueuse buccale, à la face interne des joues et à la langue dont l'enduit épais qui recouvre sa face dorsale contraste avec le ton écarlate des bords, toute espèce de doute est écarté.

L'*érysipèle* de la face a, lui aussi, dans un assez grand nombre de cas, un début pharyngé. Il entre en scène par une angine, accompagné naturellement de ses prodromes habituels, assez vagues, du reste, frisson, mal de tête, fièvre vive, vomissements souvent. On peut alors songer à une angine inflammatoire simple. Plusieurs particularités permettront d'écarter cette idée. Les cas les plus délicats sont ceux dans lesquels on ne rencontre que de la rougeur. Mais cette rougeur est pourprée; elle est quelquefois séparée des parties saines par un bord net: de plus, elle peut respecter les amygdales (Peter[1]), et si celles-ci sont rouges, elles sont peu tuméfiées, tandis que, par contre, les ganglions sous-maxillaires le sont à un degré très notable: leur pression provoque de la douleur et leur gonflement rend les mouvements du cou très pénibles (Cornil). Quant à la dysphagie, elle ne présente rien de particulier: elle est aussi accentuée que dans l'amygdalite. Lorsque les phlyctènes existent, elles apportent au diagnostic un élément précieux: situées de préférence sur le voile du palais ou dans la fossette susamygdalienne, elles sont remplies de sérosité citrine, sanguinolente, quelquefois puru-

Diagnostic avec l'angine érysipélateuse.

---

1. *Dict. encyclopédique des Sc. med.*, article **Angines**.

lente. Leur durée est très fugitive; elles s'affaissent au bout de trois ou quatre heures, laissant à leur place des exulcérations jaunâtres de même forme et de mêmes dimensions que leur base. Lasègue ne signale guère comme caractéristique que des signes négatifs. Selon lui, l'angine de l'érysipèle occasionnerait une dysphagie des liquides bien plus modérée que celle de l'amygdalite. Somme toute, le vrai signe concluant, c'est l'extension de la maladie aux fosses nasales, et principalement aux téguments de la face. Cela est si vrai qu'il est presque impossible à la seule vue du pharynx de prédire sûrement l'exanthème qui se prépare. Un microorganisme analogue, sur bien des points, à celui qui produit l'érysipèle, a été plusieurs fois rencontré dans les amygdales enflammées. Reste à savoir si cette ressemblance est purement superficielle ou s'il est permis d'établir entre les deux maladies un semblable lien de parenté. La question n'est pas encore résolue à l'heure présente.

Diagnostic avec l'angine rhumatismale. Comment définir l'angine dite rhumatismale?

Il existe une phlegmasie gutturale dont les limites ne sont peut-être pas absolument tranchées et qui offre avec l'amygdalite érythémateuse plus d'un point commun, c'est l'*angine dite rhumatismale*. Sur elle, les opinions exprimées par les auteurs qui l'ont successivement décrite sont loin d'être concordantes. Tandis que, pour un grand nombre d'entre eux, ce qui distingue nettement cette angine des autres, c'est l'importance qu'y prennent d'emblée les symptômes douloureux, comparés à une rougeur locale et à un gonflement très modéré, ce qui fait naturellement songer à un véritable rhumatisme des plans musculaires du voile du palais ; pour Lasègue, il faudrait, au contraire, se la représenter sous des traits tout différents. Selon lui la conception de l'angine rhumatismale telle que les auteurs la décrivent serait basée sur des considérations théoriques. La véritable, au contraire, aurait des signes physiques assez incertains : amygdales et piliers envahis par une rougeur diffuse aussi vive que dans l'érysipèle du pharynx, mais moins nettement limitée et allant s'éteindre par degrés sur la voûte palatine. Il admet cependant une dysphagie douloureuse tout à fait spéciale que les malades distinguent facilement eux-mêmes de celle qu'ils ont pu éprouver à l'occasion d'angines simples antérieures. Le début de l'angine rhumatismale ne serait pas non plus marqué par les signes généraux intenses : frissons, mal de tête, nausées, qui préludent à l'amygdalite. Lasègue en admet trois types :

1° Angine et rhumatisme simultanés ;

2° Angine assez intense pour dominer la scène morbide, accompagnée de douleurs rhumatismales légères lui donnant son étiquette ;

3° Angine légère servant d'introduction à une attaque franche de rhumatisme articulaire aigu.

Cette division, depuis l'époque déjà lointaine où fut publié le *Traité des angines*, n'a pas fait école. Elle nous a cependant paru intéressante à

compliquée
d'arthralgies.

reproduire, parce qu'elle renferme les éléments
d'une classification plus rationnelle et plus en
harmonie avec les idées régnantes. C'est au dernier type seul que nous paraît répondre l'angine
rhumatismale vraie, dont la réalité est affirmée
par trop d'observateurs de tous les temps pour
qu'il soit permis de la nier. Les deux premiers
ont peut-être, à notre avis, été formés à l'aide
d'éléments trop souvent étrangers au rhumatisme
légitime, et en particulier le second. Les intéressants travaux de Bourcy[1] et de Lapersonne[2] sur
les arthropathies infectieuses, relatent déjà des
observations dans lesquelles une angine a servi
de préface aux accidents articulaires, angine
anomale il est vrai, mais non douteuse. Outre
ces faits résumés dans notre mémoire, on y trouvera deux observations d'amygdalite régulière
compliquée de douleurs rhumatoïdes. Il n'est
pas douteux pour nous que l'angine tonsillaire
puisse se compliquer d'inflammations des séreuses
articulaires qui n'ont du rhumatisme franc que
le masque et appartiennent plus légitimement au
pseudorhumatisme infectieux, analogues par
conséquent aux accidents de ce genre produits
par l'infection scarlatineuse ou l'infection blennorrhagique. Il nous semble donc logique d'admettre que dans l'angine rhumatismale, telle que
l'a comprise Lasègue, ont été englobés bien des

---

1. Bourcy, *Pseudorhumatisme infectieux*. Th. de Paris
(1883).
2. Lapersonne, Th. de Paris (1883).

faits qui reviennent en réalité de droit à la fièvre amygdalienne.

Trousseau, avec son sens clinique si délié et si juste, avait vu plus sainement les choses, et sa description, admise aussi par Peter, va nous permettre de donner en deux mots les traits distinctifs et de l'amygdalite et de l'angine rhumatismale. À cette dernière appartient plus particulièrement : le début brusque, la rapidité de l'évolution qui dure quarante heures en moyenne, la dysphagie extrême d'emblée, surtout pour la salive et les liquides, le torticolis rhumatismal souvent concomitant. Tous les autres symptômes sont plus ou moins communs à l'une et à l'autre ; la gorge est rouge, les amygdales sont augmentées de volume, la luette est œdémateuse, la fièvre vive. Comme Peter, qui en fait lui-même l'aveu, on conviendra que la constatation des douleurs articulaires qui suivent ou accompagnent l'angine sert bien plus souvent à la caractériser que les quelques nuances plus ou moins subtiles que peut revêtir sa physionomie locale, isolée. Bien des erreurs commises ou à commettre à ce propos seront ainsi excusées.

Il est difficile de prendre une amygdalite simple pour une *angine herpétique*. Mais l'erreur inverse est possible, c'est-à-dire qu'on peut porter le diagnostic d'angine tonsillaire primitive, alors que tout l'appareil inflammatoire que l'on observe est sous la dépendance d'un herpès qui reste méconnu. Nous disons herpès de la gorge et non angine herpétique. La maladie décrite sous ce dernier nom dans les traités de pathologie, avec son cortège de symptômes classiques, ne prête que rarement à confusion. La céphalée extrême localisée au front ou à toute la calotte crânienne, pouvant aller jusqu'à la photophobie, la fièvre intense et soudainement allumée, à la suite d'un frisson violent, indiquent déjà que l'on se trouve en présence de quelque chose de plus sérieux qu'une amygdalite régulière. De plus, le mal a mis sa marque sur la muqueuse des piliers ou de l'amygdale sous forme de vésicules blanches nacrées, converties presque aussitôt en exulcérations à bords polycycliques, recouvertes d'une pseudomembrane qui, par sa blancheur éclatante, se détache nettement sur le rouge pourpre du fond. Il faudrait que les lésions fondamentales fussent bien limitées ou dissimulées dans un repli muqueux ou dans une crypte pour passer inaperçues. Une semblable confusion ne serait, du reste, que d'une importance pratique toute relative. Le pronostic des deux affections est le même, et leur véritable nature est inconnue dans un cas comme dans l'autre. Peut-être même les microorganismes pathogènes susceptibles de produire certaines amygdalites, sont-ils capables, à l'occasion, de créer l'angine herpétique, qui ne serait qu'une amygdalite compliquée d'herpès. Car de plus en plus, l'herpès semble présenter tous les caractères d'une réaction nerveuse réflexe banale, occasionnée par l'intervention d'agents microbiens divers. De sorte que, un germe pathogène identique pourrait, suivant les circonstances, suivant le terrain, engendrer soit l'herpès de la gorge, soit la tonsillite, soit encore l'un et l'autre. C'est ce que l'avenir éclaircira probablement, quand tous ces états seront mieux connus au point de vue bactérien et par conséquent mieux classés.

Nous revenons au diagnostic de l'amygdalite érythémateuse avec une forme anormale de *l'herpès guttural* décrite par Lasègue, et dont la fréquence relative ne nous paraît pas douteuse. Nous l'avons effectivement observée plusieurs fois avec les caractères suivants : amygdales rouges, tuméfiées, bosselées ; à la surface de l'une d'elles, une ou plusieurs vésicules transparentes, et restant telles pendant deux ou trois jours. Ces dernières, par leurs dimensions, tantôt ne dépassent pas celles d'une tête d'épingle, tantôt atteignent celles d'une lentille ; elles peuvent être irrégulièrement distribuées, ou groupées à la manière des éléments d'une plaque de zona. Ce qui en fait une variété toute spéciale, c'est leur longévité relative en tant que vésicules ; tandis que celles de l'angine herpétique commune ne durent que deux à trois heures, celles-ci se maintiennent intactes pendant deux ou trois jours. Une fois affaissées, au lieu de laisser derrière elles des ulcérations recouvertes d'un enduit pseudomembraneux bien visible, elles ne marquent leur passage que par une érosion à peine

Diagnostic difficile avec une forme spéciale d'herpès pharyngé.

appréciable et fugace. On conçoit maintenant que de semblables lésions, dont la constatation exige, outre un bon éclairage, une attention bien éveillée, échappent aisément à l'observation. Alors l'idée d'une amygdalite simple aiguë sera celle qui se présentera le plus naturellement à l'esprit. D'autant plus que ces herpès ne s'accompagnent pas toujours des symptômes généraux bruyants de la forme classique (fièvre vive, céphalée, vomissement), car leur évolution est très compatible avec une température très modérée et un état général presque normal. Rien d'étonnant dès lors que beaucoup d'auteurs en nient l'existence.

Diagnostic des amygda-litesblanches avec les an-gines pseu-do-membra-neuses.

L'amygdalite ne peut être confondue avec les *angines pseudomembraneuses* que lorsqu'elle revêt la forme pultacée, ou sébacée. Ce sont les angines dites blanches qui, au premier aspect, sont les plus propres à jeter le doute et souvent l'effroi dans l'esprit d'observateurs non prévenus. En présence de ces cas douteux, la première précaution à prendre, c'est, à l'aide d'un pinceau de charpie, ou mieux, d'un tampon d'ouate hydrophile adapté à une pince ou à une tige de bois, d'aller tenter de détacher l'enduit blanchâtre qui recouvre les tonsilles. S'il s'agit simplement de matière sébacée, on parviendra sans difficulté aucune à en dépouiller la surface de l'isthme, qui apparaîtra au-dessous rouge mais intacte et saine. Si au contraire, c'est à une pseudomembrane que l'on a affaire, il faudra une certaine force pour l'arracher de son point d'implantation qui saignera après son avulsion. En outre, tandis que la fausse membrane, plongée dans l'eau, conserve sa forme sans s'y dissoudre, la matière pultacée ramenée par le pinceau, se désagrège aussitôt dans le liquide. Tels sont les caractères physiques grossiers, dont la constatation ne trompera pas. Déjà, rien que l'aspect de la gorge, avec un peu d'habitude, suffit à éviter l'erreur. L'enduit pultacé est toujours assez léger, distribué d'une manière diffuse, comme un voile jeté sur les amygdales; il est crémeux et non couenneux, plus épais et moins transparent au niveau des orifices lacunaires qu'il comble. Nous ne parlons pas des signes généraux qui sont aussi différents.

Il existe une autre forme d'angine blanche, non pseudomembraneuse, qui n'est pas l'amygdalite, c'est l'angine du muguet. Sa physionomie offre avec celle de l'angine pultacée les plus grandes analogies. Elle ne s'en distingue que par un certain nombre de signes accessoires. D'abord, le muguet du pharynx ne va guère sans muguet de la bouche, on verra donc sur les bords de la langue et sur la face interne des joues, les plaques crémeuses caractéristiques; ensuite le muguet est presque toujours secondaire, et n'est pas fébrile par lui-même. Chez les enfants il est commun à un âge où l'amygdalite est exceptionnelle (première enfance); chez les adultes, il vient se greffer sur une autre infection, ou sur un état

Diagnostic avec l'angine du muguet.

cachectique parvenu à la dernière période. En tout cas, dans le doute, on sera toujours fixé après un examen microscopique de l'enduit en question, qui, en cas de muguet, montrera avec la plus grande facilité les spores et le mycélium du parasite coupable, l'oïdium albicans.

Diagnostic des amygdalites aiguës avec les amygdalites syphilitiques

Les manifestations de la syphilis secondaire sur la gorge affectent le plus habituellement une marche chronique et apyrétique qui, par elle-même, suffit à les distinguer des inflammations aiguës simples des amygdales. Il n'en est cependant pas toujours ainsi, et certaines formes de tonsillites spécifiques peuvent en imposer à première vue et être prises pour une poussée d'amygdalite simple. Tous ceux qui ont vu un grand nombre de syphilitiques, conviendront que semblable erreur est possible dans plus d'un cas. Nous avons en vue ces angines pouvant s'accompagner de fièvre et de malaise, qui marquent encore assez fréquemment la période d'invasion de la vérole. On sait quel trouble profond cette maladie apporte à l'évolution du système lymphatique entier. Les amygdales, qui en sont un élément important, ne sont pas épargnées et en prennent leur large part. Tantôt, elles sont le siège d'une hypertrophie, quelquefois énorme, qui se produit en même temps que les polyadénites primitives, tantôt elles sont assaillies par des poussées érythémateuses momentanées, survenant dans le cours de la période secondaire et pouvant se greffer sur la forme précédente. Enfin, sans sortir des accidents vulgaires de cet âge de l'infection syphilitique, on peut se trouver dans l'embarras en face de tonsilles simplement couvertes de plaques muqueuses, plus ou moins dissimulées dans les cryptes ; et on sait que rien n'est plus habituel que de voir les lésions de cette nature abonder en cette partie de l'isthme du gosier, qui est pour ainsi dire leur nid de prédilection, alors que le reste de la cavité buccale en reste indemne.

Il n'est donc pas sans importance d'insister sur la possibilité de semblables méprises et sur les caractères qui permettent de les éviter. Il est exceptionnel qu'en face d'une amygdalite aiguë bien franche, on songe à la syphilis. Mais nous le répétons, certaines amygdalites spécifiques peuvent parfaitement rester inaperçues, quant à leur nature véritable, au moins pendant quelques jours. Et il est toujours regrettable de passer à côté d'une maladie, à la fois aussi sérieuse et aussi curable que la vérole, tellement que tout retard apporté au traitement peut devenir un danger.

L'hypertrophie isolée contemporaine de l'infection ganglionnaire ne simule que de loin l'amygdalite aiguë. Elle peut fort bien évoluer d'une façon absolument apyrétique ; si la fièvre la complique quelquefois, c'est d'une manière irrégulière et intermittente, la muqueuse tonsillaire n'est pas d'un rouge franc, elle est plutôt pâle, grisâtre, comme nacrée, en outre, les ganglions

Diagnostic avec l'amygdalite spécifique contemporaine de l'infection ganglionnaire.

que l'on trouve aisément dans la région sous-angulomaxillaire · ne sont pas douloureux à la pression, ils roulent sous le doigt, sont durs et multiples. Du reste il est rare qu'un examen complet du malade ne fasse pas découvrir ailleurs d'autres stigmates de la syphilis.

Une seconde forme, franchement érythémateuse, survenant en même temps que la roséole, qui en constitue pour ainsi dire un reflet sur le pharynx, est bien plus que la précédente, susceptible d'induire en erreur. Les tonsilles sont tuméfiées, indurées, irrégulièrement mamelonnées et surtout rouges, ce qui explique une très vive dysphagie qui à elle seule peut causer de la fièvre. Si en outre il y a de la céphalée nocturne, comme on en observe si fréquemment à cette période de la syphilis, on sera bien excusable de conclure, en l'absence de renseignements, à une amygdalite aiguë. Les symptômes généraux peuvent encore prendre une plus grande importance, et reproduire alors le tableau de ce que l'on a appelé la fièvre syphilitique, état très analogue à la fièvre typhoïde, caractérisé par une hyperthermie continue avec embarras gastrique et stupeur. Si en même temps les amygdales sont prises, si les commémoratifs manquent, on sera quelquefois dans un réel embarras et l'on pourra penser à une angine infectieuse. Le diagnostic dans ces conditions reste forcément en suspens, il n'est souvent précisé que par l'évolution même des accidents. Lorsqu'on possède la notion de la manière dont ils ont débuté, on est déjà muni de précieux renseignements. En effet l'angine syphilitique a bien fréquemment un début insidieux, elle s'établit sournoisement sans grande gêne. Si ses caractères objectifs sont assez vagues, l'un d'eux aurait une certaine valeur, c'est une distribution spéciale de la rougeur sur la luette et les piliers. On a comparé cette teinte érythémateuse à un coup de pinceau qui, suivant le bord libre du voile du palais, irait s'accentuant de plus en plus, en atteignant sa partie externe. (Peter.)

Quand il y a, sur les amygdales, des plaques muqueuses, elles n'échappent qu'à un examen rapide et superficiel. Il faut avouer pourtant qu'elles ne sautent pas toujours aux yeux. Nous avons vu qu'elles restaient souvent exclusivement cantonnées aux tonsilles. Elles y sont fréquemment aplaties, de petit diamètre, très superficielles, c'est-à-dire appartenant de préférence à la variété érosive; si en outre elles se dissimulent en partie dans les replis de la glande qui sont alors plus que jamais profonds et irréguliers, on conçoit sans peine qu'elles puissent rester méconnues.

Lorsque d'autre part ces ulcérations sont masquées, ce qui n'est pas absolument rare, par une couche de matière pultacée, elles donnent à la gorge un aspect assez analogue à celui qui caractérise certaines angines blanches.

Un état fébrile même léger suffit alors à faire pencher le diagnostic du côté d'une affection aussi fréquente que l'amygdalite simple. Là encore, une observation de plusieurs jours, un examen complet du malade, et la vue attentive de sa gorge à l'aide d'un bon éclairage mettent seuls le médecin à l'abri des chances d'erreur.

Nous avons terminé la série des affections dont la symptomatologie rappelle à des degrés divers celle de l'angine tonsillaire régulière. Quand nous aborderons l'étude des formes anomales de l'amygdalite, on pourra se convaincre des difficultés que présentent trop souvent leur diagnostic et surtout leur interprétation.

CHAPITRE VII

Catarrhe aigu des amygdales accessoires.

L'amygdale pharyngée, l'amygdale linguale, de même que la tonsille palatine, sont susceptibles de devenir le siège de phlegmasies aiguës qui restent limitées à leur territoire, et peuvent s'accompagner de phénomènes généraux, en tout semblables à ceux qui forment le cortége habituel de l'amygdalite vulgaire. Longtemps méconnues, parce qu'elles ne se traduisent pas par des signes objectifs visibles au simple examen de la gorge, la réalité de ces inflammations est maintenant fondée sur des faits bien observés dont le nombre ne fera que croître.

L'amygdalite pharyngée ou catarrhe nasopharyngien aigu est à vrai dire plus voisine des coryzas que des angines, elle tire son intérêt de la place importante qu'elle occupe dans l'histoire des origines des tumeurs adénoïdes de l'arrière-cavité des fosses nasales. On devine par là qu'elle sévit surtout chez les enfants ; c'est effectivement entre 3 et 7 ans qu'elle offre sa plus grande fréquence. On peut l'observer chez l'adulte, mais c'est l'exception. Elle paraît naître sous les mêmes influences que l'amygdalite palatine.

La période d'invasion est marquée par un ensemble de phénomènes généraux qui manquent rarement chez l'enfant et sont, au contraire, réduits au minimum chez l'adulte. Le mal de tête est constant, des frisonnements, des nausées et même des vomissements viennent bientôt s'y ajouter. On peut aussi observer une légère diarrhée. Ce qui différencie nettement la maladie des angines, c'est l'absence presque complète de la dysphagie. La douleur de gorge est nulle ou insignifiante. Les fosses nasales sont par contre embarrassées dès le début. Les enfants sont enchifrénés, ne peuvent dormir que la bouche ouverte. Ils cherchent à lutter contre cette gêne en se mouchant, mais cet acte provoque chez eux des douleurs parfois vives dans le nez même, et par irradiation dans les oreilles. Une légère surdité peut venir s'ajouter aux autres signes fonctionnels.

Les renseignements donnés par l'examen simple de la gorge avec l'abaisse-langue peuvent être nuls ou insignifiants. A peine, quelquefois, est-il permis d'apercevoir sur la paroi postérieure du pharynx une étroite traînée rouge dépassant le bord libre du voile palatin. Par contre, l'examen du nez fait voir la pituitaire rouge sèche et tuméfiée. Seule la rhinoscopie postérieure à l'aide du miroir laryngoscopique, peut dévoiler le véritable siège du mal.

Cette exploration montre l'amygdale pharyngée rouge boursouflée et recouverte de mucosités épaisses et visqueuses.

Après un ou deux jours, le mal de tête est très atténué, la fièvre tombe et avec elle les autres troubles généraux. En même temps le petit malade commence à moucher des mucosités abondantes et verdâtres que l'on voit aussi glisser sur la paroi postérieure du pharynx.

Quelques phénomènes laryngés réflexes peuvent compliquer la scène morbide. C'est ainsi qu'il n'est pas exceptionnel d'observer de l'enrouement passager, et même des crises de laryngite striduleuse. Il convient aussi de signaler, pendant la période d'invasion, l'épistaxis qui est plutôt un accident favorable, en ce sens qu'il diminue la congestion locale.

L'amygdalite pharyngée, dans les cas rares où on l'observe chez l'adulte, offre un tableau symptomatique un peu différent. Les signes généraux, la fièvre font presque toujours totalement défaut. Le début est habituellement marqué par une céphalalgie assez violente, occupant constamment la région susorbitaire, pouvant parfois s'étendre à la nuque. Le malade accuse une sensation vague de gêne et d'ardeur, en arrière des fosses nasales, qui provoque des reniflements fréquents et des efforts d'expuition, quelquefois même des nausées. La dysphagie est insignifiante et existe principalement au réveil, due à la sécheresse de la bouche, seule utilisée pour la respiration pendant le sommeil. Nous aurons donné les derniers traits du tableau, quand nous aurons signalé la surdité passagère et l'otalgie pour ainsi dire constante et qui s'exagère lorsque le malade se mouche. De même que chez l'enfant, la formation de mucosités épaisses au bout de 36 à 48 heures annonce le début de la résolution. 6 à 8 jours après tout est en général fini.

Suites. Tumeurs adénoïdes chez les enfants. Otite moyenne chez l'adulte.

Les suites du catarrhe nasopharyngien aigu prêtent à des considérations intéressantes. Chez l'enfant, c'est une affection essentiellement récidivante, elle aboutit habituellement aux tumeurs adénoïdes de l'arrière-cavité. Semblable complication est exceptionnelle à l'âge adulte ; mais la propagation du catarrhe à la muqueuse des trompes et à celle de la caisse du tympan est alors trop fréquente. L'otite moyenne purulente qui en résulte si souvent devra toujours être considérée comme une éventualité possible, et l'appareil auditif surveillé en conséquence.

Amygdalite linguale aiguë, souvent méconnue.

Le diagnostic précis n'est possible que par la rhinoscopie postérieure.

L'*amygdalite linguale aiguë* ne serait pas, suivant Ruault, exceptionnelle, mais seulement méconnue avec une extrême fréquence.

C'est une affection qui s'observe surtout à l'âge adulte et de préférence chez la femme.

Signes fonctionnels. Dysphagie spéciale.

Lorsqu'elle est franchement aiguë, ce qui est rare, elle se présente avec les mêmes signes généraux que l'amygdalite vulgaire. Elle demeure le plus habituellement subaiguë, et est alors à peine fébrile, ou même pas du tout. La dysphagie est vive et présente des irradiations qui lui sont bien spéciales. Elle s'accompagne, en effet, de violentes douleurs d'oreille, et aussi de sensations pénibles qui sont rapportées par les malades à la base du cou et parfois même à la région présternale. La toux est fréquente ; le timbre de la voix n'est pas altéré, mais la parole fatigue.

A l'examen simple de la gorge avec l'abaisse-langue, on remarque uniquement, et non toujours, une légère rougeur occupant la partie inférieure de l'un ou des deux piliers antérieurs, suivant que l'affection est unilatérale, ce qui est fréquent, ou bilatérale.

Signes objectifs par le miroir.

A l'aide du miroir laryngoscopique qui est seul capable de faire le diagnostic, l'amygdale linguale apparaît rouge dès le début, ses follicules sont tuméfiés et on les voit souvent se recouvrir de dépôts d'aspect pultacé.

L'affection est habituellement brève, mais récidive facilement. Elle peut dans certains cas se terminer par la suppuration. Nous étudierons cette forme, en même temps que les amygdalites phlegmoneuses.

Suppuration possible.

CHAPITRE VIII

Amygdalites suppurées.

Deux classes d'amygdalites suppurées.

On peut distinguer en clinique comme anatomiquement deux grandes formes bien différenciées d'amygdalites suppurées. En premier lieu : l'amygdalite suppurée vraie, ou plus exactement le phlegmon intratonsillaire, restant jusqu'à la fin limité à la glande dans le parenchyme de laquelle le pus se collectera. En second lieu la périamygdalite suppurée, autrement dit le phlegmon intéressant, comme nous l'avons spécifié dans notre description anatomique, le tissu cellulaire qui sépare la tonsille de sa loge. Nous reviendrons plus loin sur l'origine intratonsillaire probable de cette dernière, qui par sa marche et ses signes physiques diffère totalement de la première. Enfin, en dehors de ces deux formes principales, vient prendre place une modalité bien plus rare représentée par la périamygdalite linguale phlegmoneuse.

Amygdalite phlegmoneuse vraie.

Le *phlegmon intratonsillaire proprement dit*, ou, si l'on préfère, la suppuration d'un ou plusieurs follicules de l'amygdale, est une entité morbide bien définie. Pour nous, non seulement son existence, mais encore sa fréquence relative n'offrent aucune espèce de doute, quoique quelques auteurs persistent à la nier. Les descriptions histologiques sont du reste assez concluantes sur ce point. Ce qui nous semble plus probable, c'est que cette forme est souvent confondue avec l'amygdalite parenchymateuse simple. Les deux présentent en effet un grand nombre de symptômes communs, et il faut une certaine attention pour bien distinguer l'une de l'autre.

L'amygdalite phlegmoneuse vraie débute donc, et même évolue pendant deux ou trois jours, exactement comme une tonsillite simple de moyenne intensité. La fièvre et la dysphagie sont peut-être un peu plus accentuées, mais il s'agit là de nuances. Impossible à cette période de trouver une particularité qui permette de prédire la suppuration. Mais bientôt l'observateur est frappé de ce détail, que la résolution, au lieu de survenir, comme normalement, du 3e au 6e jour, se fait attendre. Peu à peu, rougeur et gonflement qui étaient également distribués entre les deux tonsilles, se cantonnent d'un seul côté (car l'unilatéralité est presque la règle). La glande dont a fait choix la phlegmasie fait une saillie globuleuse d'un rouge sombre, sa surface est tendue à la vue et au toucher. Pendant ce temps, on ne voit pas toujours s'accroître la dysphagie, elle peut au contraire demeurer modérée; mais le malade, frissonnant, est abattu et prostré, l'appétit est nul; le matin, la température ne s'éloigne pas sensi-

Ses signes rappellent de tout point, au début, ceux de l'amygdalite simple.

Résolution lente; unilatéralité à la fin; fièvre hectique.

blement de la normale, mais elle atteint le soir 39° ou 40°. C'est la fièvre hectique révélatrice de la collection purulente. Si celle-ci est limitée à un ou deux follicules, et s'ouvre prématurément, on conçoit qu'elle passe facilement inaperçue, ou du moins que le diagnostic n'en soit que rétrospectif, ce qui du reste en pratique ne présente qu'un intérêt minime. Un petit foyer, en effet, proche de la surface extérieure, ne manifeste sa présence qu'au moment où il est prêt à s'ouvrir par un petit point jaunâtre sur lequel il suffit d'introduire l'extrémité d'un stylet ou d'une sonde cannelée pour hâter la sortie du pus.

Ouverture spontanée constante et rapide.

Un abcès résultant de la fonte de tout un groupe de follicules est moins souvent méconnu. La glande est alors plus volumineuse et la fluctuation est quelquefois perceptible. Pas assez souvent cependant, pour qu'il soit possible en général de prévenir l'ouverture spontanée par une incision trop fréquemment pratiquée sans résultat. Cette conclusion naturelle se fait plus attendre qu'en cas de petit foyer, en raison de l'épaisseur de la paroi, qui est alors plus considérable.

La fièvre est devenue insignifiante, le malade garde seulement une dysphagie mécanique assez pénible et ressent des battements du côté atteint. Cet état peut se prolonger quatre, cinq ou six jours. Puis un matin, le patient s'éveille guéri ou tout au moins considérablement soulagé. Le foyer s'est ouvert pendant la nuit. Si alors on examine la gorge, on constate d'abord que l'amygdale malade a très notablement diminué de volume: sa surface est d'un rouge moins vif; on y distingue souvent, en un point variable, un orifice à bords taillés à pic, une sorte de cratère qui donne accès dans une cavité anfractueuse à parois jaunâtres qui n'est autre que le vestige de la collection purulente qui vient de se vider. Dès lors, la réparation sera rapide, la fièvre ne reparaît pas, l'appétit renaît, la tumeur tonsillaire entre franchement en régression et la paroi de l'ex-foyer purulent élimine vite la pulpe tomenteuse qui la tapisse pour se couvrir de bourgeons charnus qui ne tarderont pas à la combler.

Telle s'offre à l'observateur la forme élémentaire du phlegmon tonsillaire. Ce qui la distingue essentiellement de celle que nous décrivons plus loin, c'est l'absence de toute déformation notable du voile du palais et des piliers. Le processus semble rester exactement cantonné à l'organe lymphoïde lui-même, sans que les éléments qui l'environnent y participent bien activement; tout au plus, peut-on noter dans certains cas un peu d'œdème de la luette. Pareil phénomène s'observe même dans le cours d'angines non suppurées. De plus, la durée de la maladie est accrue, il est vrai, de quelques jours, mais dans des proportions bien moindres que dans la péri-amygdalite. On saisira mieux, du reste, tous les détails qui différencient les deux formes en lisant la description qui va suivre.

Nous ne voulons pas l'aborder, avant d'avoir signalé un genre particulier d'angine folliculaire suppurée sur lequel Lasègue a attiré l'attention et qui rappellerait par sa marche et ses symptômes objectifs, le processus furonculeux. N'ayant jamais eu l'occasion d'observer cette amygdalite furonculeuse et n'ayant trouvé dans la littérature médicale aucune autre trace de cette forme, nous devons suivre pas à pas la description qu'en donne l'auteur du Traité des angines. Celle-ci aurait pour caractère dominant, une douleur fixe, limitée à une bosselure de l'amygdale enflammée. Sur cette élevure ne tarderait pas à apparaître une petite escarre qui, en s'éliminant au bout de quelques heures, donnerait le signal de l'expulsion d'un bourbillon véritable. Ajoutons que la comparaison de cette modalité clinique avec le furoncle nous semble assez peu scientifique, en raison des différences profondes qui séparent la structure de l'amygdale de celle de la peau. Il est fort probable que les faits visés par la description de Lasègue avaient trait à des amygdalites parenchymateuses se terminant, comme nous l'avons signalé, par un point de gangrène limitée. Quoi qu'il en soit, la marche en est simple et le pronostic en reste bénin.

L'amygdalite suppurée vraie n'est en réalité qu'un degré de l'amygdalite folliculaire ou parenchymateuse. Elle en diffère par ce fait que l'inflammation, au lieu de se terminer par résolution, aboutit à la formation d'une collection purulente.

Et cela sous l'influence de causes encore inconnues.

La *périamygdalite*, dont nous allons nous efforcer de donner une idée juste, est, elle, un des aboutissants possibles de la forme précédente. Cherchons d'abord à pénétrer quelque peu sa pathogénie. Il est un fait certain et bien digne de remarque, c'est que quelques sujets ont le fâcheux privilège des phlegmons péritonsillaires. Lorsqu'ils sont pris par la gorge, c'est toujours et invariablement cette forme qui les frappe, et cela vingt fois dans leur vie et plus, plusieurs fois par an et souvent du même côté. Pourquoi cette prédisposition ? Est-elle innée ou acquise ? Peu d'auteurs ont cherché à en donner l'explication, beaucoup ont invoqué des causes vagues et banales, telles que la diathèse rhumatismale ou le tempérament nerveux. Nous avons déjà signalé au cours de notre description anatomique, la théorie proposée à ce sujet par Clarence Rice. Si elle a besoin d'être vérifiée, puisqu'elle ne s'appuie encore que sur un petit nombre d'observations (cinq), elle n'en est pas moins fort ingénieuse et assez satisfaisante pour l'esprit. On sait qu'elle consiste à considérer la périamygdalite comme une amygdalite phlegmoneuse modifiée par une malformation acquise. Cette manière de voir cadre assez bien avec cette circonstance que les enfants ne sont pas exposés au phlegmon péritonsillaire qui n'atteint guère que les adultes, mais les adultes sujets déjà antérieurement dans l'enfance à l'amygdalite simple. Ce serait même là l'origine de la malformation en question. Sous l'influence de ces poussées inflammatoires répétées, le pilier antérieur contracterait des adhérences avec la surface correspondante de la glande et transformerait ainsi en cavités closes, une ou plusieurs lacunes. Le même processus pourrait avoir les mêmes résultats, du côté du pilier postérieur. On conçoit que dans ces conditions, la marche d'une phlegmasie suppurative, éclatant au niveau des lacunes obturées, soit absolument modifiée. Le pus ne trouvant pas d'issue à l'extérieur, se fraye un chemin plus aisément vers le tissu connectif péritonsillaire qui devient à son tour ainsi le siège principal du phlegmon. Telle est la manière de voir de Clarence Rice, nous avons cru intéressant de la reproduire au complet en raison de sa nouveauté, et pour permettre aux observateurs de la contrôler à l'occasion. La conviction de son auteur est si profonde qu'il ne craint pas d'éloigner toute éventualité de suppuration chez les individus sur lesquels il trouve la face profonde des piliers parfaitement libre d'adhérences. Il n'hésite pas non plus à détruire ces adhérences lorsqu'elles existent pour éloigner ou supprimer les récidives.

La périamygdalite ne serait donc jamais primitive et débuterait toujours par une première phase d'amygdalite phlegmoneuse proprement dite.

Il est vrai qu'en clinique cette première étape

peut être assez courte pour passer plus ou moins au second plan :

Après cette digression étiologique que nous avons préféré rapprocher de la description même de cette forme si spéciale dont les autres causes ne diffèrent pas du reste de celles qui ont coutume de donner naissance à l'amygdalite en général, nous revenons à la symptomatologie.

Le phlegmon péritonsillaire a servi de modèle à la majorité des descriptions répondant dans les traités classiques au chapitre : angine phlegmoneuse. C'est donc une maladie dont les différentes physionomies sont bien connues. Elle peut servir de conclusion à une inflammation simple de l'amygdale qui évolue comme telle pendant trois à quatre jours ; mais il est plus fréquent peut-être de la voir, dès le premier ou le second jour, révéler sa nature réelle par des signes rapidement tranchés. La brusquerie du début est un fait accepté dont l'exactitude est peut-être plus apparente que réelle. Il est rare effectivement que les accidents fébriles aigus ne soient pas annoncés pendant trois ou quatre jours par du malaise, de l'anorexie, et un peu de dysphagie. Ce qui tend à faire passer sous silence cette période prémonitoire, c'est qu'au milieu des accidents très pénibles qui constituent la période d'état, les malades sont assez portés à l'oublier eux-mêmes.

Ce qui n'est pas douteux, c'est la soudaineté avec laquelle la fièvre s'allume. A un moment donné, la température atteint d'emblée 39 ou 40°.

Le malade est pris de frissons, de nausées, quelquefois de vomissements et d'un mal de tête intense. Le lendemain, on peut dire que la maladie est constituée, la douleur locale s'est accrue considérablement et la dysphagie a pris des proportions inconnues dans l'amygdalite simple. On se trouve alors en présence d'un malade dont le facies est plutôt animé que pâle, la tête, qui a perdu la mobilité normale, semble fixée par la douleur que provoquent ses mouvements ; il se produit une sorte de contracture inconsciente des muscles du cou qui la maintiennent instinctivement dans une position invariable. Il est fréquent de voir la bouche rester entr'ouverte pour faciliter la respiration. La gêne de la déglutition est si intense, cet acte est la source de douleurs si pénibles que les malades l'évitent à tout prix ; quelques-uns, pour cette raison, laissent la salive s'écouler entre leurs lèvres. Il est rare qu'on ne constate pas dès le début une légère adénopathie sous-maxillaire et parotidienne du côté malade. (Car ici comme pour la forme intratonsillaire, l'unilatéralité est aussi une règle qui présente peu d'exceptions.) L'atmosphère celluleuse des ganglions engorgés peut être envahie par un léger œdème, ce qui communique aux régions correspondantes un aspect plus ou moins empâté. Il est un signe qui fait rarement défaut, c'est la consistance presque ligneuse qu'offre au doigt explorateur la fossette qui se trouve derrière l'angle de la mâchoire inférieure. Cet examen éveille toujours du reste une assez vive douleur profonde, puisque ce point répond extérieurement à la racine de l'amygdale.

Au moment où l'on veut pratiquer l'examen de l'isthme du gosier, on rencontre presque constamment de réels obstacles ; assez parfois, pour qu'on se voie forcé de différer cette exploration, ou de la faire précéder d'applications destinées à atténuer la sensibilité des parties. La plus sérieuse difficulté réside dans la contracture réflexe des muscles releveurs de la mâchoire. Ce véritable trismus est loin d'être exceptionnel, et constitue à lui seul un bon signe de suppuration péritonsillaire. Cet état de chose n'est modifiable que par le chloroforme ; mais bien rarement, on est obligé d'en venir à cette extrémité, parce que, d'une part, il est souvent compatible avec un écartement léger des arcades dentaires qui suffit pour entrevoir la gorge, et que d'autre part, si cette exploration imparfaite n'est pas praticable, on peut quelquefois se passer de l'examen local pour faire le diagnostic, et attendre qu'une intervention soit indiquée pour le tenter de nouveau.

Lorsque les mâchoires s'écartent suffisamment, on peut se trouver en face d'une autre difficulté, c'est la douleur provoquée par l'abaissement de la langue. Elle est alors bien plus vive que dans le cours d'une amygdalite simple ; on n'en diminuera les effets qu'en redoublant de patience et de douceur. Ces différentes circonstances ont contribué à faire conseiller par nombre de médecins, l'emploi de la cocaïne pour pratiquer ce genre d'examen. On fait précéder l'enquête d'un badigeonnage des parties avec une solution forte de chlorhydrate de cocaïne (10/100) et l'on peut quelques minutes après se livrer à loisir à tous les modes d'exploration. La vraie difficulté consiste peut-être à pouvoir opérer cette anesthésie préalable.

Déformation, caractéristique du phlegmon péritonsillaire.

Que voit-on, une fois parvenu à se placer dans les meilleures conditions pour explorer? Ce qui frappe au premier coup d'œil, c'est le complet bouleversement de la symétrie de l'isthme du gosier. Le pilier antérieur du côté malade apparaît considérablement élargi, c'est-à-dire que son bord interne se rapproche d'une façon tout à fait anormale de l'axe buccal, en même temps sa surface se rapproche de l'orifice de la bouche et occupe un plan très antérieur à celui du pilier opposé resté sain. L'amygdale de ce même côté malade peut être entièrement masquée par ce pilier déformé et disparaître derrière lui. Lorsqu'elle est visible, il se peut que sa tuméfaction reste très modérée, mais elle apparaît refoulée en masse vers la ligne médiane du gosier, qu'elle peut même dépasser. La luette déviée s'applique sur la glande du côté sain. Toute la face inférieure du voile du palais, et ce que l'on voit des tonsilles, sont colorés par une rougeur diffuse, mais le ton du côté malade est bien plus foncé, presque livide. Il y a là une forte voussure qui, si elle est encore médiocre le premier jour, peut, lorsqu'elle s'étend sur la voûte palatine, donner à l'isthme du gosier un aspect véritablement monstrueux. Ces déformations résultent de l'infiltration œdémateuse dure, qui envahit graduellement le tissu cellulaire de ces régions et y soulève des bosselures qui rendent au chirurgien l'incision bien tentante. Malheureusement, comme on le verra, succomber trop tôt à cette tentation, c'est aller presque sûrement au-devant d'un échec. La luette participe toujours à ce gonflement, et acquiert des proportions qui la rendent méconnaissable, sa muqueuse est tendue, demi-transparente, elle demeure rigide et immobile, ce qui ajoute encore à l'angoisse du malade qui est vraiment digne de pitié. Cet état et les troubles fonctionnels qu'il entraîne durent jusqu'à ce que le pus collecté ait trouvé une issue au dehors. C'est dire, que pendant cinq ou six jours, quelquefois plus, le patient se trouve dans une situation réellement très pénible. Avaler, devient pour lui un acte si compliqué et si douloureux que l'absorption de quelques gouttes de liquide lui coûte de véritables efforts et toute une série de contorsions qui n'aboutissent parfois qu'au reflux de celui-ci dans les fosses nasales, tant les fonctions du voile du palais sont profondément troublées, presque abolies. La parole même n'est pas seulement nasonnée, mais fort difficile, la prononciation des gutturales (g, r) est presque impossible, et l'articulation, en général, demeure très imparfaite. L'acte de détacher du pharynx les mucosités, qui y adhèrent, pour les cracher, l'expuition en un mot, est de même impraticable, ou s'opère d'une façon tout à fait irrégulière. C'est pour cette raison que toute la région déformée par la maladie est enduite parfois d'un mucus épais qui ne peut s'en détacher.

Dans ces conditions le sommeil est impossible, ou quand le malade s'y abandonne, il est agité, troublé par un demi-délire. Pendant la veille, ce qui domine est un grand abattement, proportionnel à l'état fébrile. Les hautes températures se maintiennent, en effet, jusqu'à l'évacuation du pus (39° ou 40° le soir, 38,5 le matin). On peut observer seulement, au moment où le pus est collecté, une apyrexie presque complète le matin.

Outre cette accentuation de la rémission matinale, d'autres indices permettent de soupçonner que la collection purulente est formée. La douleur locale se modère, elle est moins aiguë, ressemble plus à une tension gênante qu'à de véritables élancements, elle s'accompagne pour le malade de la perception de battements. Si à ce moment, on examine la gorge, on constate que la rougeur s'est bien nettement cantonnée d'un seul côté; le pilier antérieur est le siège d'une voussure, plus ou moins bien limitée, sur laquelle la pulpe de l'index peut quelquefois percevoir cette rénitence spéciale que donne à la pression une poche remplie de liquide. Lorsqu'on a cette sensation bien franche, l'incision large soulage instantanément et, le lendemain, la maladie est pour ainsi dire finie. Malheureusement cela est loin d'être la règle. Tous les médecins ont, au moins une fois dans leur vie, incisé sans résultat un phlegmon péritonsillaire. D'abord un œdème demi-dur donne souvent l'illusion de la fluctuation. Ensuite le pus est souvent plus infiltré que collecté, et l'abcès, s'il existe, peut siéger profondément. Verneuil [1] a bien montré qu'il se cachait dans la majorité des cas derrière l'amygdale, qu'il fallait, par conséquent, pour l'atteindre, traverser le pilier antérieur. Pour Clarence Rice, il pourrait même quelquefois s'infiltrer dans l'épaisseur du pilier postérieur qu'on ne peut apercevoir qu'en refoulant la tonsille dans sa loge. Enfin, les praticiens qui n'ont pas le tempérament chirurgical, apportent toujours forcément un peu de timidité en incisant dans une région si voisine de la carotide, ce qui contribue encore à rendre les interventions incomplètes plus fréquentes.

Pour toutes ces raisons, bien des médecins préfèrent attendre l'ouverture spontanée du phlegmon, ce qui prolonge un peu, il est vrai, les angoisses du malade, mais leur évite, à eux, des échecs toujours pénibles à l'amour-propre professionnel.

Dans la périamygdalite phlegmoneuse régulière, cette expectation ne fait courir, du reste, au malade aucun danger sérieux. L'évacuation

Ouverture spontanée plus tardive que celle du phlegmon intratonsillaire. Point où elle s'effectue.

1. VERNEUIL, *Nature de l'amygdalite phlegmoneuse.* (*Gazette des hôpitaux*, 20 février 1879.)

naturelle du foyer est la règle. Cette solution ne tarde pas à se produire, soit la nuit pendant le sommeil, et alors le pus est le plus souvent avalé, soit à l'état de veille, à l'occasion d'un effort. Quand la collection est un peu abondante, l'écoulement du pus peut provoquer des efforts de vomissement et même, s'il impressionne l'orifice glottique, des accès de suffocation. Dans ces conditions, il est assez rare qu'on assiste à cette ouverture spontanée, on n'est guère appelé qu'à en faire le diagnostic rétrospectif. L'examen local permet dans quelques cas d'apercevoir l'orifice qui a donné issue au pus, et si l'abcès ne s'est pas vidé en une fois, la pression sur le côté malade fait sourdre un peu de son contenu par ce pertuis. Suivant Lasègue, son siège de prédilection serait le point d'intersection du pilier antérieur et du pilier postérieur, autrement dit, la fossette susamygdalienne.

Amélioration immédiate, suivant l'ouverture du foyer.

L'issue du pus est en général le signal d'une détente brusque et entière de tous les symptômes de la maladie. L'apyrexie est complète, la dysphagie est considérablement atténuée et en l'espace de quelques heures, la teinte livide du côté affecté a fait place à une coloration rosée qui disparaît elle-même en peu de temps. Dans le même moment, l'appétit renaît, le sommeil devient paisible, et la convalescence se déclare très franchement.

Divers modes de rechute. Forme abortive.

C'est ainsi que ces accidents si pénible et si bruyants font vivement, et sans presque de transition, place à une santé quasi parfaite, tout au moins dans la majorité des cas. Mais on ne doit pas oublier que les rechutes sont fréquentes. Dans une première série de faits, il s'agit d'abcès péritonsillaires ouverts spontanément, ou même incisés avec succès ; à l'occasion d'une imprudence, d'une sortie prématurée, l'orifice se referme par accollement de ses lèvres et le pus s'accumule de nouveau dans la poche, ramenant par cela même, fièvre, tuméfaction, rougeur et dysphagie. Il suffit alors de rouvrir le pertuis avec la sonde cannelée, pour donner issue au pus et faire ainsi cesser tous les accidents, mais pour éviter pareille complication, il n'est pas inutile durant quelques jours, pour maintenir la voie libre, d'y enfoncer chaque matin la sonde. La seconde série a trait au passage de la phlegmasie d'un côté sur l'autre. Après avoir fait une périamygdalite du côté droit, le malade se croit guéri, lorsqu'il est repris brusquement de frisson, fièvre vive, dysphagie, et l'on constate à l'examen de la gorge, que le côté gauche est à son tour le siège d'un phlegmon, comme s'il s'était infecté au contact de l'autre. On voit défiler alors toute la série symptomatique déjà connue, les traits en sont pourtant fréquemment un peu atténués. Quant à la périamygdalite double d'emblée, c'est une rareté pathologique, nous ne croyons même pas qu'il en existe dans la science de cas bien avérés.

Il est une autre terminaison possible de la Forme abortive.

périamygdalite phlegmoneuse, c'est la résolution spontanée sans suppuration. On peut se trouver en présence d'un œdème rouge unilatéral du pilier antérieur, avec refoulement de la tonsille, infiltration de la luette, le tout accompagné d'une violente dysphagie, d'une fièvre vive, sans que pour cela on soit en droit d'affirmer absolument à coup sûr la suppuration. Après trois ou quatre jours d'un état qui semble si franchement phlegmoneux qu'on n'hésite pas à chercher la fluctuation et même à croire la sentir, on est tout étonné de voir graduellement rougeur, œdème, puis fièvre s'évanouir dans le même ordre qu'ils avaient suivi dans leur apparition ; et cela, malgré une observation journalière attentive qui exclue toute idée d'une ouverture spontanée méconnue. Ces formes abortives ne sont pas absolument rares, même en l'absence de toute intervention thérapeutique active, et il convient, lorsqu'elles coïncident avec l'administration de tel ou tel médicament, de ne conclure qu'avec les plus grandes réserves à son efficacité.

Périamyg-
dalite lin-
guale pleg-
moneuse : 8
cas dans la
science.

Outre la périamygdalite vulgaire, il existe une forme spéciale d'angine suppurée bien mise en lumière par un petit nombre d'observations précises (8), dues à Ruault [1] (6), Cartaz (1) et Luc (1). Nous avons en vue la *périamygdalite linguale phleg-*

---

1. RUAULT, *Sur une variété d'angine phlegmoneuse*. Soc. de Laryngol. de Paris, déc. 91, et *Archives de Laryngol*, janvier et mars 92.

moneuse, ou inflammation suppurative du tissu sous-muqueux qui répond aux follicules de l'amygdale linguale.

Cette affection survient sous l'influence des mêmes causes que la périamygdalite vulgaire, c'est dire que le coup de froid se retrouve fréquemment à son origine. Les quelques faits connus avaient tous trait à des hommes, dans l'âge moyen de la vie (de 29 à 46 ans). Dans un cas, le phlegmon fut consécutif à une cautérisation ignée de l'amygdale, qui fut, il est vrai, suivie, de la part du malade, d'imprudences manifestes.

Lorsque la suppuration survient, elle se montre sous forme d'une collection purulente presque toujours très limitée ne dépassant pas, en général, 1 c. à 1 c. 1/2 de diamètre. Le pus n'a pas de tendance à la diffusion, le tissu sous-muqueux de la région atteinte se trouve, en effet bridé, en dedans par le ligament glossoépiglottique médian, et en bas, par la membrane hyoépiglottique. En avant, l'abcès qui occupe entre les follicules linguaux la portion la moins riche en glandes muqueuses, ne dépasse jamais la ligne des papilles caliciformes.

En présence des seuls symptômes fonctionnels, il est assez malaisé de découvrir la véritable localisation du mal. Les signes généraux : fièvre, courbature, mal de tête, nausées, ne s'éloignent pas sensiblement du cortège banal des autres amygdalites aiguës. La dysphagie est constante, mais unilatérale ; elle s'accompagne d'une otalgie notable qui manque rarement. La voix reste normale ; quant à la respiration, elle n'est que exceptionnellement troublée malgré le voisinage de la glotte, puisque la dyspnée n'a été notée que deux fois (sur 8). L'adénopathie demeure modérée. La langue ne semble pas participer pour sa part à la phlegmasie. La bouche une fois ouverte, ce qui se passe sans difficulté, l'organe en question est abaissé, sans qu'aucune douleur soit éveillée par cette manœuvre, il n'est ni tuméfié ni sensible et a conservé sa souplesse normale.

Signes physiques. Examen laryngoscopique indispensable. Quant à l'examen de la gorge, il ne révèle comme particularité digne d'être signalée, qu'une rougeur légère à la base du pilier antérieur du côté atteint.

L'examen laryngoscopique est autrement instructif, puisqu'il permet d'apercevoir nettement le siège du mal. Il montre au niveau de l'amygdale linguale une tuméfaction rouge qui peut atteindre le volume d'une noix. Elle refoule en arrière l'épiglotte dont la face antérieure libre peut être envahie, pour sa part, par une légère infiltration œdémateuse, lorsque la suppuration est déclarée. Le repli aryépiglottique n'a été trouvé tuméfié que deux fois.

La suppuration n'est pas fatale, sur les 6 cas de Ruault, 3 se sont terminés par résolution au bout de 7 à 9 jours. Lorsque le pus s'est collecté, il se fraye spontanément une issue au dehors après 8 à 14 jours de maladie.

Pronostic bénin sauf Le pronostic de la périamygdalite linguale

phlegmoneuse semble dépourvu le plus habituellement de toute gravité, il ne peut être assombri
que par l'éventualité de l'œdème de la glotte,
complication qu'il est tout au moins logique de
prévoir.

œdème de la
glotte.

CHAPITRE IX

Diagnostic des amygdalites suppurées.

L'amygdalite phlegmoneuse vraie, souvent confondue avec l'amygdalite simple.

Nous avons montré combien la suppuration intrafolliculaire était souvent malaisée à dépister, au milieu d'une *symptomatologie* assez élémentaire qui peut se superposer presque exactement à celle de l'amygdalite simple. C'est avec elle seulement que la confusion est permise ; elle est du reste journellement réalisée. Il est bien évident que, confondue avec celle-ci, elle peut être prise également pour toutes les angines qui la simulent de près ou de loin et dont nous avons déjà passé en revue la longue série.

C'est seulement après l'ouverture d'une petite collection purulente de ce genre, aux phases successives de laquelle on n'a pas insisté, que l'embarras est possible. Cette logette anfractueuse, à fond pulpeux, à bords taillés à pic, qui renfermait le pus, est capable d'éveiller dans un esprit non prévenu, des doutes sur la nature de l'angine. Elle peut être prise pour une ulcération herpétique, tuberculeuse, syphilitique ou autre. Les commémoratifs suffiront souvent à éloigner de semblables hypothèses, qui ne tarderont pas à être définitivement rejetées en présence de la réparation simple et rapide de la petite lésion.

Quant à la périamygdalite, il est rare qu'elle donne lieu à de longues hésitations : surtout quand rien n'entrave l'examen local. Une affection fébrile aiguë se manifestant objectivement par un œdème inflammatoire unilatéral intense du voile du palais, avec voussure du pilier antérieur refoulant l'amygdale, le tout accompagné d'un léger trismus, ne peut guère être attribuée à autre chose qu'au phlegmon péritonsillaire. Aussi n'est-il, dans la plupart des cas, possible de se tromper que sur le siège de la suppuration. C'est ainsi qu'elle peut être faussement localisée dans le tissu cellulaire qui entoure la base de l'amygdale, alors qu'elle occupe réellement l'espace maxillopharyngien. Il s'agit alors d'une affection toute différente : le phlegmon juxta-pharyngien qui survient plus souvent d'emblée que secondairement à une suppuration périton-sillaire et offre quelques traits communs avec celle-ci, surtout si le foyer en est situé très laté-ralement. Les déformations pharyngées sont aussi accentuées, ainsi que la rougeur et la dysphagie. Heureusement un certain nombre de caractères creusent entre les deux états morbides une ligne de démarcation profonde.

Tandis que la périamygdalite frappe presque exclusivement les adultes, le phlegmon latéro-pharyngien est plutôt une maladie de la première enfance et devient plus tard bien plus rare. Le

Diagnostic de la périamyg-dalite avec le phlegmon latéro pha-ryngien.

phlegmon péritonsillaire est une maladie à marche assez rapide franchement fébrile et dont la conclusion ne se fait pas longtemps attendre. La suppuration de l'espace maxillopharyngien, au contraire, évolue d'une allure assez lente, avec un cortège fébrile modéré et quelques troubles respiratoires qui lui reviennent en propre et restent exceptionnels dans la périamygdalite, par exemple la dysphonie ou l'aphonie par œdème glottique, et le sifflement laryngé de même origine. Il en est de même du gonflement externe, bien plus accentué que dans l'angine phlegmoneuse vulgaire ; les régions sous-maxillaire et parotidienne sont alors le siège d'un empâtement toujours assez notable. Quant à la terminaison, elle est dans les deux affections toute différente. La périamygdalite aboutit sans grand retard à une ouverture spontanée, presque constamment intra-buccale, et qui met un terme franc et soudain à l'acte morbide. Le phlegmon latéropharyngien ne s'ouvre au contraire presque jamais de lui-même, les accidents croissent en durée et en gravité, jusqu'à ce qu'une intervention chirurgicale convenable y soit venu remédier. Si celle-ci est différée, le pus fuse en divers sens indiqués par l'anatomie de la région, en bas, le long du bord antérieur du sternomastoïdien, vers la fourchette sternale, le creux sus-claviculaire, ou même dans le tissu cellulaire rétropharyngien vers le médiastin. Ces diverses fusées purulentes ont été indiquées comme pouvant compliquer le phlegmon péritonsillaire. Il faut bien avouer que pareil accident est d'abord excessivement rare, et ensuite n'est possible qu'après la suppuration préalable de l'espace maxillopharyngien, laquelle, abandonnée à elle-même, s'est toujours terminée par la mort.

Nous ne voulons pas quitter l'étude de la péritonsillite, sans signaler une dernière cause d'erreur, qui, si elle se présente rarement, n'en donne pas moins lieu à des considérations intéressantes et dignes d'entrer dans la mémoire de tout praticien soucieux d'exercer son art avec précision. Il faut donc se garder d'oublier que la syphilis tertiaire peut se manifester sur la région péritonsillaire par des lésions à marche subaiguë, pouvant s'entourer d'un certain appareil fébrile et simulant parfois à s'y méprendre la périamygdalite phlegmoneuse. Juhel Rénoy [1], dans un intéressant mémoire sur les gommes de l'amygdale, a, il y a peu de temps, attiré l'attention sur cette cause d'erreur. D'après les deux observations qu'il y relate, l'éclosion de la lésion spécifique est précédée par des symptômes d'angine franchement inflammatoire avec œdème, qui sont bien propres à égarer le diagnostic. Puis, on voit se former sur l'un des piliers une voussure rouge dont l'ouverture spontanée ne se fait pas attendre, à moins qu'elle n'ait été prévenue par

Diagnostic avec les gommes de l'amygdale.

---

1. Juhel Rénoy, *Des gommes syphilitiques de l'amygdale.* (*Archives de Laryngologie*, juin 1889.)

une incision inconsidérée. De l'orifice, s'écoule un bourbillon puriforme, contenu normal des lésions gommeuses. Jusqu'ici rien de bien particulier. Mais tandis que dans la péritonsillite, la réparation après ouverture est très simple et très rapide, la cavité gommeuse, au contraire, ne se comble qu'avec une extrême lenteur. Il faut attendre au moins trois semaines, quelquefois six avant de voir l'ulcération remplacée par une cicatrice. Il convient aussi de faire remarquer que si l'état fébrile existe dans l'évolution de la gomme tonsillaire, il est rare qu'il soit aussi intense, aussi franc que dans le phlegmon; de plus, l'unilatéralité de la lésion est encore là, bien plus exactement limitée. Enfin la notion d'une syphilis antérieure pourra mettre dans la bonne voie. La syphilis peut donc se dissimuler encore, sous les dehors d'une angine même phlegmoneuse, et là comme ailleurs, il n'est pas moins important de la reconnaître vite, afin de prescrire aussitôt le traitement mixte, dont l'omission ou l'administration trop tardive seraient sans aucun doute préjudiciables au malade.

Diagnostic de la périamygdalite linguale phlegmoneuse.

Quant à la périamygdalite linguale phlegmoneuse, le diagnostic, on l'a vu, ne peut en être fait que le laryngoscope en main. Plusieurs affections peuvent, à première vue, la simuler; de ce nombre est la glossite intermusculaire. On se rappellera que celle-ci s'accompagne toujours d'une tuméfaction linguale très appréciable et d'un endolorissement extrême de l'organe. On ne prendra pas non plus pour une amygdalite linguale phlegmoneuse, l'angine de Ludwig, au cours de laquelle il est bien impossible d'attirer sans douleur la langue en dehors des arcades dentaires, manœuvre qui n'est pas incompatible avec la première affection; mais que, dans la seconde l'empâtement du plancher buccal entrave totalement. Enfin, l'inflammation de l'amygdale linguale n'en imposera pas plus pour un adénophlegmon du cou, étant donné, qu'elle ne se complique pas d'adénopathie notable.

CHAPITRE X

Amygdalites anomales.

L'expression : « Amygdalite infectieuse » est devenue vicieuse.

Nous nous proposons de donner dans ce chapitre un aperçu de l'allure clinique des cas étiquetés jusqu'ici dans la science sous la rubrique d' « amygdalites infectieuses ». Cette dernière épithète dont on a peut-être, dans ces dernières années, un peu abusé, autant pour la maladie que nous étudions que pour d'autres, telles que la pneumonie, la diphtérie, etc., ne nous paraît pas devoir être conservée parce qu'elle est en contradiction avec la logique des faits. Comme il paraît, à l'heure présente, évident à peu près pour tout le monde que toute amygdalite aiguë est due à la pullulation de tel ou tel parasite, la division des angines tonsillaires en simples et infectieuses n'a plus de raison d'être. L'infection est constante ; elle peut être extrêmement légère, très fugitive, ou au contraire profonde, douée d'un pouvoir de diffusion exceptionnel, capable de produire les désordres viscéraux les plus graves et les plus variés. Entre ces deux termes, on peut supposer tous les intermédiaires déterminés soit par les divers degrés de virulence de l'agent pathogène, soit par les aptitudes morbides du sujet ou son état de résistance au moment de la contamination. Voilà pour quelles raisons nous avons cru préférable d'appliquer à ces amygdalites qui sortent de la foule des cas journaliers, l'épithète d'anomales ou de compliquées. On retrouve, en effet, toujours dans leur histoire un fond commun de symptômes locaux, et ce sont bien réellement leurs complications qui les désignent à l'attention du médecin. Nous acceptons aussi volontiers l'expression de Landouzy : « amygdalites à symptômes généraux prédominants ».

La classification de toutes ces observations est assez malaisée, attendu qu'elle ne peut se baser que sur des éléments cliniques: on éprouve du reste le même embarras en face de beaucoup d'autres complexus symptômatiques dont le germe ou les germes responsables sont encore incomplètement connus. Il est, en effet, possible que certaines des formes que nous allons passer en revue répondent scientifiquement à telle ou telle nature microbienne spéciale qui nous échappe pour le moment. Tant que nous n'aurons pas acquis des notions précises sur la nature réelle, le nombre et les formes des infections tonsillaires, aucune classification rationnelle ne sera possible. En attendant, voyons quel parti nous pouvons tirer des documents dont nous disposons.

Si nous remontons aux origines de l'idée d'une

amygdalite considérée comme maladie infectieuse, nous voyons que tout d'abord : albuminurie fut synonyme d'infection. Effectivement, étant admise la distinction des amygdalites en simples et en infectieuses, la difficulté était de savoir à quel moment l'amygdalite simple devenait infectieuse ; il était donc indispensable d'instituer un caractère clinique précis, révélateur de l'infection. C'est à l'albuminurie que Kannenberg en Allemagne, Bouchard en France, attribuèrent cette valeur importante. Les observations relatées dans les leçons de Landouzy sont là pour témoigner qu'à l'époque où elles furent publiées, la découverte, dans les urines d'un sujet atteint d'angine tonsillaire moyenne, d'albumine dite rétractile et de cylindres urinaires riches en bactéries, suffisait pour faire porter le diagnostic d'amygdalite infectieuse. L'importance primordiale accordée à cette complication domine encore les idées exprimées depuis, dans plusieurs mémoires sur la question. Aujourd'hui que la doctrine s'est déjà modifiée à plus d'un égard, comme nous le montrerons en étudiant les déterminations rénales de l'amygdalite, ce point de repère nous manque pour séparer nettement l'angine régulière de l'angine anomale, et il nous est fort difficile de dire où finit la première et où commence la seconde. Nous ne pouvons nous guider que sur l'effacement relatif des symptômes locaux devant les signes généraux qui accaparent toute l'attention. Certaines complica-

tions à distance, telles que les adénophlegmons
du cou consécutifs à quelques amygdalites, l'orchite, l'ovarite que nous aurons à étudier plus
loin, ne nous semblant pas non plus de nature
à indiquer par leur présence seule une toxicité
spéciale du poison morbide, d'autant plus que
leur apparition peut n'avoir qu'une influence
très accessoire sur le pronostic général du mal.

Nous croyons qu'il convient seulement de
mettre à part un petit nombre d'amygdalites qui
frappent immédiatement et souvent dès le début
l'observateur, par une intensité des phénomènes
généraux telle, que le diagnostic reste d'abord en
suspens et ne s'impose qu'après l'examen de la
gorge sur laquelle le malade n'attire pas toujours
lui-même l'attention. On se sent aussitôt en face
d'une affection grave, susceptible de présenter
toutes les complications des grandes pyrexies,
et dans laquelle il faut même songer à l'éventualité d'une terminaison fatale. Les troubles locaux
sont les mêmes que dans l'amygdalite régulière.
Barthez et Sanné signalent cependant la pâleur
remarquable des tonsilles qui sont gonflées par
une sorte d'œdème grisâtre. La dysphagie est
très vive; elle n'est masquée que par l'apathie
du malade, trop abattu pour s'en plaindre. Par
contre, la température est d'emblée très élevée
et reste exagérée d'une manière ininterrompue;
elle oscille du soir au matin entre 39°5 et 40°5.
Le facies exprime la stupeur, la langue est sèche,
fuligineuse; il y a parfois des vomissements au

début, une véritable anxiété ; les ganglions sous-maxillaires sont extrêmement volumineux et douloureux ; ils peuvent même suppurer. L'aspect d'ensemble se rapproche sensiblement de celui d'un typhoïdique ; le mal de tête violent, la diarrhée fétide, la tumeur splénique, peuvent venir compléter ce tableau. L'albuminurie est à la vérité presque constante, mais elle ne constitue qu'un signe accessoire qui ne tire sa valeur que de son rapprochement des troubles précédents.

Polymorphisme et diffusion des complications.

Au milieu de cet appareil fébrile alarmant peuvent survenir des complications de toute espèce : complications pulmonaires, sous forme de congestion pulmonaire, bronchopneumonie, pneumonie ; complications pleurales, sous forme de pleurésie séreuse ou purulente ; complications cardiaques (endocardite, péricardite) ou articulaires. On n'en aura du reste une notion complète qu'après la lecture du chapitre qui leur sera consacré. On conçoit donc que la mort puisse résulter d'un état aussi sérieux qui indique une atteinte profonde de l'économie entière. Elle peut survenir dans l'adynamie ; d'autres fois, on peut l'attribuer à telle ou telle des localisations viscérales que nous venons de signaler. On rencontre alors à l'examen anatomique les lésions propres aux grandes infections, telles que nous en avons donné un aperçu au chapitre anatomopathologique. Quand l'organisme prend le dessus, la convalescence est toujours traînante et prolongée, les forces ne renaissent que par degrés, et l'on peut longtemps retrouver dans l'urine les traces de l'infection rénale sous forme de proportions plus ou moins grandes d'albumine.

Tels sont en résumé les traits essentiels à la physionomie générale d'une amygdalite anomale. Nous avons peut-être un peu assombri le tableau, mais uniquement dans le but d'en graver plus sûrement le souvenir. Il est bien évident que les cas mortels restent à l'état de curiosité scientifique, mais en atténuant par la pensée ce que notre description peut contenir d'exagération voulue, on se fera une idée assez juste d'un nombre encore respectable de faits qui, tout en ne s'élevant comme gravité que de quelques degrés au-dessus des types journaliers, imposent cependant, les premiers jours, un pronostic des plus réservés.

D'après le modèle que nous venons de donner, on pourrait supposer que les amygdalites anomales affectent toujours la forme parenchymateuse; il n'en est rien, et il faut bien savoir que l'angine phlegmoneuse peut se présenter avec le même cortège de complications et des allures générales aussi inquiétantes.

Ceci nous amène à parler d'une forme anomale particulière qui peut être justement désignée sous le nom d'*amygdalite pyohémique*. Il n'en existe encore qu'un petit nombre d'observations. Nous en avons, dans notre mémoire, réuni cinq[1],

Amygdalites pyohémiques.

---

1. Observations IX, **X** (Frankel); **XI** (Fürbringer); **XII** (Metzner); **XIII** (Hanot), de notre thèse.

dont le rapprochement rend encore les analogies plus typiques et plus frappantes. Dans toutes, il s'agit d'infections purulentes dont le premier foyer a été les tonsilles. La détermination primordiale est donc la suppuration d'un ou plus fréquemment, de plusieurs follicules de l'amygdale. De là l'agent pyogène qui est identique à celui qui domine l'histoire de l'infection purulente des opérés ou des accouchées, c'est-à-dire le streptocoque, ou encore le staphylocoque doré (microbe du phlegmon circonscrit et du furoncle), infecte la grande circulation et va causer ses ravages d'une manière diffuse sur les divers grands appareils de l'organisme. C'est ainsi qu'à l'autopsie de ces sujets on trouve des lésions d'endocardite ulcéreuse, de péricardite purulente, de bronchopneumonie, de pneumonie et surtout de pleurésie. Trois fois, la pleurésie purulente d'un côté, reconnaissait pour origine une fusée purulente partie d'un abcès rétropharyngique et arrivée jusqu'à la plèvre en suivant le médiastin postérieur. Dans tous les faits observés, l'origine commune des lésions viscérales était prouvée par la constatation du même microorganisme dans les liquides de ces organes atteints et dans le pus des tonsilles. Au point de vue clinique, ces amygdalites pyohémiques ne se distinguent pas nettement des grandes infections fébriles; ce qui domine, c'est un état profondément typhoïde et adynamique qui peut mener au coma final. Le début est marqué par un mal de gorge éphémère pris d'abord pour une angine catarrhale simple. Les symptômes angineux sont bientôt masqués par la fièvre intense et la stupeur croissante: d'autres fois, les complications viscérales prennent la première place et évoluent pour leur part avec leur symptomatologie habituelle pouvant devenir par elles-mêmes la principale cause de la mort.

On voit combien cette forme qui commence à la façon d'une simple amygdalite s'éloigne à la fin de son type primordial, tellement que dans deux faits publiés, les malades n'ayant été observés qu'à une période avancée, le diagnostic porté fut celui de fièvre typhoïde. Leur origine tonsillaire seule les rattache à notre sujet, car pour tout le reste leur tableau clinique ne diffère en rien, nous le répétons, de celui de septicémie des opérés ou des accouchées, tel qu'il a été tracé par les classiques. Jusqu'ici, on n'en connaît pas de cas terminés par la guérison.

Il est peut-être permis de rattacher à l'amygdalite pyohémique quelques faits de pseudorhumatisme infectieux ayant débuté par une angine. Les trois observations empruntées à Bourcy et à Lapersonne, qui se trouvent réunies dans notre mémoire[1] semblent plaider en faveur de cette opinion, qui, nous le pensons, est destinée à être confirmée par de nouveaux cas mieux observés et munis du contrôle microbiologique. Il s'agit

Amygdalite pyohémique avec suppurations articulaires.

---

1. Observations XVI, XVII, XVIII de notre thèse.

d'une affection débutant comme une angine violente, et prenant ensuite après vingt-quatre ou quarante-huit heures de dysphagie, les allures graves que nous avons indiquées plus haut, avec, comme complication surajoutée, des arthrites multiples : inflammations articulaires frappant les grandes jointures, peu mobiles, accompagnées d'œdème et de rougeur, pouvant se terminer par suppuration, identiques, somme toute, aux déterminations secondaires à des infections comme la scarlatine ou la blennorrhagie, et rappelant encore plus celles qui peuvent compliquer certaines fièvres puerpérales. Pour nous. on peut encore considérer ces cas comme des faits d'infection purulente d'origine tonsillaire, dont la nature microbienne serait actuellement connue. s'ils avaient été observés à l'heure présente.

Il nous reste à étudier successivement les complications très variées qui peuvent survenir, non seulement dans le cours des amygdalites anomales, mais pour quelques-unes, même dans celui des formes les plus bénignes et les plus régulières en apparence. On trouvera dans le chapitre qui va suivre les détails que nous avons dû passer sous silence dans celui-ci pour éviter les redites, et à l'aide desquels on pourra sans peine compléter le tableau forcément écourté des angines tonsillaires graves.

CHAPITRE XI

Complications des amygdalites.

Malgré son habituelle bénignité, l'amygdalite aiguë, en sa qualité de maladie générale infectieuse, n'en est pas moins susceptible de se compliquer d'accidents à distance, sur les différents viscères, sur les grandes séreuses et sur les séreuses articulaires. On conçoit que le germe pathogène de cette petite maladie, quel qu'il soit, puisse, de même que dans les grandes pyrexies, occasionner des troubles dans les divers appareils organiques de l'économie, tantôt par sa présence et par son action directe sur les parenchymes, tantôt par des irritations attribuables aux substances solubles qu'il sécrète au niveau des amygdales pour les lancer de là dans la circulation générale.

Hâtons-nous de déclarer, au seuil de cette étude, que dans la grande majorité des angines tonsillaires régulières, le processus morbide naît, évolue et s'éteint sur place, sans avoir eu le temps d'apporter aucun désordre aux grandes fonctions vitales, l'infection ne se révélant générale, que par la courbature, la fièvre et le mal de

Variété et diffusion de ces complications.

A part quelques-unes, toutes appartiennent aux formes anomales.

tête. Cependant, parmi les complications très variées que nous allons passer en revue, quelques-unes, comme l'albuminurie, les arthralgies, l'orchite, l'ovarite, n'appartiennent pas exclusivement aux formes anomales de l'amygdalite, et font quelquefois leur apparition au cours des angines les plus régulières, auxquelles elles impriment par leur seule présence un cachet spécial, les autres symptômes demeurant du reste absolument bénins. Tandis que d'autres sont constamment l'apanage des formes anomales et toxiques, dont elles deviennent pour ainsi dire les stigmates. Telles sont, par exemple, la pneumonie, la bronchopneumonie, l'endopéricardite et la pleurésie.

Toutes les localisations que nous nous proposons d'étudier, peuvent avoir indistinctement pour origine l'amygdalite phlegmoneuse, autant que l'amygdalite parenchymateuse, la première n'étant qu'un degré plus élevé de la seconde. Cependant la suppuration intratonsillaire ou péritonsillaire paraît être une phase préparatoire obligée d'un petit nombre de complications, que l'on trouvera groupées à la fin de ce chapitre, telles, entre autres, les altérations artérielles, veineuses, lymphatiques des régions qui avoisinent l'isthme du gosier.

L'*albuminurie*, par sa fréquence au cours de toutes les amygdalites, et aussi en raison de la valeur qui lui fut attribuée autrefois, au point de vue de la nature infectieuse de la maladie, mérite la première place. Rappelons encore une fois que ce furent Kannenberg, puis le professeur Bouchard, qui, en élevant ce symptôme à la hauteur d'un signe révélateur de l'infection, eurent le mérite d'attirer vivement l'attention sur l'importance de l'examen des urines, même chez les sujets atteints d'angines simples. Nous avons déjà montré que la présence de petites quantités d'albumine dans les urines des malades, porteurs d'amygdalites aiguës, devait être considérée plutôt comme un symptôme presque constant, que comme une véritable complication. La quantité même de l'albumine n'a pas, à elle seule, une signification pronostique bien précise. L'urine peut contenir effectivement cette substance dans les proportions les plus variables, suivant les malades, suivant les moments auxquels on en fait l'examen. Rien de plus capricieux que les résultats obtenus en cette matière. Tantôt des recherches minutieuses, répétées à plusieurs reprises dans la même journée, pendant la période hyperthermique, n'en décèlent que des traces à de rares intervalles : tantôt au contraire, une première investigation grossière donne un abondant précipité d'emblée, sans, du reste, que l'intensité du processus morbide ait pu en rien le faire pressentir. Il n'y a donc aucune relation nécessaire entre la quantité d'albumine rencontrée et la gravité de l'angine. Cette quantité qui peut être insignifiante, peut s'élever dans certains cas à cinq ou six grammes par litre, et ce n'est pas au cours des formes particulièrement anomales ou toxiques de l'amygdalite, que se trouvent de préférence ces proportions extraordinaires. On les constate quelquefois en examinant par acquit de conscience, les urines de malades atteints des phlegmasies tonsillaires les plus régulières en apparence. Il est donc assez délicat de décider à quel moment le symptôme acquiert la valeur d'une complication, et sur quels caractères il convient de se baser pour en mesurer la portée dans le présent et dans l'avenir. Le professeur Bouchard et ses élèves ont donné, comme on le sait, une importance prépondérante à la rétractilité du précipité albumineux. Cette propriété, jointe à la présence dans l'urine de cylindres chargés de bactéries, fut longtemps pour eux synonyme de néphrite infectieuse. Mais actuellement, le promoteur même de cette idée a renoncé à la soutenir ; le temps et l'observation d'un plus grand nombre de faits ont atténué ce que ces vues avaient peut-être d'un peu trop théorique, et l'on est à peu près d'accord pour attribuer le caractère rétractile à toute albumine dont les proportions atteignent dans l'urine un degré exceptionnel de saturation. Nous nous voyons donc contraints de nous rejeter sur les symptômes qui encadrent l'albuminurie, car en elle-même, surtout pendant la période fébrile, elle n'a pas de signification bien précise. Il n'en est pas ainsi lorsqu'elle s'accompagne de douleurs lombaires, d'œdèmes, de troubles visuels (nuages, amblyopie), de céphalée intense, de vomissements, ou d'autres troubles fonctionnels, dont la réunion rend le diagnostic d'urémie absolument légitime. Il est bien évident que dans ces conditions on se trouve sans aucun doute en présence d'une complication grave, d'une néphrite aiguë, qui, méconnue, peut avoir les conséquences les plus funestes. Cette infection rénale franche a été à la vérité observée pendant l'évolution, ou plus souvent au déclin de certaines amygdalites graves, mais, il faut le dire, d'une manière tout à fait exceptionnelle. Nous en citerons comme exemple, un cas relaté dans le mémoire de Bouescin ; il y est question d'un enfant qui mourut de coma urémique avec anasarque, trois semaines après la fin d'une amygdalite grave.

(marginalia : néphrite qui l'encadrent.)

A notre avis, si l'examen des urines s'impose au début de toute amygdalite et durant sa période d'état, il est encore bien plus indispensable après la défervescence, pendant les premiers jours de la convalescence. C'est en effet à ce moment que la néphrite aiguë guette le malade, c'est alors aussi qu'il est important de s'assurer de la décroissance, puis de la disparition complète de l'albumine constatée pendant les jours d'hyperthermie. Normalement, l'albuminurie née avec la fièvre disparaît avec elle ; toute persistance de ce symptôme au delà des limites de la maladie causale, devra éveiller l'attention et faire songer à une lésion rénale qui peut devenir définitive, ou dont la réparation est incomplète ou retardée.

(marginalia : Importance de l'examen des urines après la terminaison de l'angine.)

Voilà dans quelle mesure nous pensons que le symptôme albuminurie mérite d'éveiller l'inquiétude dans l'esprit du clinicien. Lorsqu'il est isolé et reste dans les limites de la période d'état de l'amygdalite, il ne sort pas de la banalité et ne doit être considéré que comme un ennemi qu'il importe simplement de tenir en surveillance.

L'interprétation pathogénique de ce signe est aussi peu claire dans l'amygdalite que dans les autres fièvres infectieuses. Qu'on l'attribue avec Gubler à l'accumulation dans le sang des fébricitants de matières albuminoïdes imparfaitement comburées, que l'on ajoute foi à la lésion directe et traumatique de l'épithélium des tubes contournés par le passage des bactéries en voie d'élimination (néphrite infectieuse de Bouchard), qu'au contraire on ne regarde avec Lecorché et Talamon [1], la déchéance des cellules glomérulaires cause de l'albuminurie, que comme le résultat de modifications circulatoires et biochimiques dues à la vie même des bactéries au sein du parenchyme rénal; on ne sort pas d'un champ d'hypothèses plus ou moins ingénieuses, mais plus encore que dans d'autres infections, impossibles à vérifier dans l'amygdalite, si rarement mortelle que les examens anatomiques auxquels elle a donné lieu se comptent dans la science. La théorie qui compare l'albuminurie dans l'amyg-

---

1. LECORCHÉ et TALAMON, *Traité de l'albuminurie et du mal de Bright*, 1888.

dalite à celle qui complique la diphtérie, laquelle, d'après les expériences de Roux et Yersin, reconnaîtrait pour cause déterminante, l'action irritante sur le filtre rénal chargé de les éliminer, des poisons solubles sécrétés par les germes pathogènes dans les régions où ils pullulent : cette théorie démontrée vraie également par Charrin, pour la maladie pyocyanique, nous paraît aussi très soutenable à propos des amygdalites. Mais ce n'est pas ici le lieu de discuter la grosse question de l'albuminurie dans les maladies infectieuses [1].

La théorie de l'origine microbienne indirecte de la lésion rénale, développée par Lecorché et Talamon ne pourrait s'appliquer qu'à l'albuminurie durable, qui survient au déclin des amygdalites graves, ou à celle qui s'accompagne de troubles urémiques manifestes (néphrite aiguë parasitaire tardive). Quant à celle qui est si fréquente au moment des paroxysmes fébriles, que nous avons présentée comme presque banale et d'un pronostic ordinairement bénin, on peut peut-être la rattacher, avec les mêmes auteurs, à une diminution de vitesse et de tension sanguine dans le réseau glomérulaire, origine de lésions trophiques des épithéliums de cette première partie de l'appareil excréteur de l'urine (néphrite aiguë vasculaire).

---

1. Voyez ENRIQUEZ, *Contribution à l'étude bactériologique des néphrites infectieuses*. (Thèse de Paris, janvier 1892.)

Somme toute, l'albuminurie dans l'angine tonsillaire, ne tire une valeur pronostique importante que de son apparition au moment de la convalescence, et, escortée de symptômes non douteux de néphrite (anasarque, urémie), ou de sa persistance au delà des limites de l'état aigu. Peut-elle dans ces conditions devenir l'origine immédiate, ou dans un avenir plus ou moins lointain, d'un mal de Bright chronique classique? En un mot, l'irritation du parenchyme rénal par une ou plusieurs amygdalites, est-elle susceptible, à elle seule, d'aboutir à des lésions dégénératives incurables? Les documents nous manquent pour résoudre un pareil problème. Mais ce qui est vrai pour la fièvre typhoïde, pour la variole et pour d'autres pyrexies parasitaires, il n'est peut-être pas invraisemblable de le supposer pour une affection aussi fébrile, aussi manifestement infectieuse que l'angine tonsillaire aiguë.

La possibilité *d'accidents articulaires* dans le cours de l'amygdalite aiguë, ne sera, pensons-nous, niée par personne. Cette complication serait même à notre avis non seulement très réelle, mais encore relativement fréquente, si du moins nous nous en rapportons aux deux observations inattaquables que nous en avons recueillies en peu de temps, et à nos souvenirs cliniques. Nous n'avons pas en vue, naturellement, la courbature qui sert si souvent de prélude à l'angine simple, elle n'a bien évidemment rien de commun avec le rhumatisme. Nous voulons parler de douleurs

localisées bien manifestement aux grandes jointures, pouvant s'accompagner d'épanchements
plus ou moins abondants dans la synoviale. Il
est vrai que les auteurs qui, comme Bouchesin,
Radcliffe en Amérique, Brown en Angleterre, rattachent l'amygdalite récidivante à la diathèse
rhumatismale, regardent ces arthropathies
comme un réveil de cette prédisposition consti-
tutionnelle. Telle n'est pas cependant l'interprétation la plus conforme aux faits. L'amygdalite
la plus régulière peut se compliquer d'arthral- *Arthralgies
gies. Celles-ci frappent de préférence le genou, simples.*
le poignet, les petites articulations des doigts. Il
s'agit d'arthropathies moyennement douloureuses, peu mobiles, n'ayant pas tendance à la
généralisation et restant cantonnées à certaines
régions jusqu'au terme de la maladie. Il existe
quelquefois un léger épanchement articulaire; il
n'est pas impossible de constater une teinte érythémateuse de la peau au niveau des jointures
atteintes. On ne retrouve dans cet aperçu clinique
ni l'appareil, hautement douloureux, ni la mobilité, ni les sueurs profuses qui caractérisent le
rhumatisme articulaire aigu vrai. L'analogie est
bien plus frappante avec les arthropathies secondaires à quelques états infectieux. De ce
nombre sont la forme arthralgique du rhumatisme blennorrhagique et le rhumatisme des
femmes en couches. Cette similitude se poursuit
jusque dans les réactions thérapeutiques; les
salycilates donnent des résultats nuls dans la

curation de ces accidents. Il convient donc de les ranger dans la classe des pseudorhumatismes qu'une observation plus scientifique tend chaque jour à enrichir de nouveaux genres dont se trouve dépossédé le rhumatisme.

Arthrites aiguës suppurées ou non, périarthrites.

Outre ces arthralgies légères qui n'appartiennent en propre à aucune forme de tonsillite, il existe des accidents articulaires aigus autrement graves qui semblent avoir une prédilection particulière pour certaines amygdalites anomales. Ce sont alors de véritables arthrites aigües purulentes qui viennent compliquer ces infections générales d'origine gutturale, auxquelles nous avons donné le nom d'amygdalites pyohémiques. Nous en avons déjà donné le signalement à propos de ces formes peu habituelles, et dont le pronostic est presque toujours fatal. Les genoux sont aussi frappés de préférence, les articulations métacarpophalangiennes des mains; le coude du reste, la tibiotarsienne ne sont pas épargnés. Tantôt l'état typhoïde est tel que les douleurs articulaires ne sont que très imparfaitement perçues par le malade, d'autres fois, elles sont au contraire extrèmement vives. Les jointures prises sont le siège d'une rougeur très accentuée, quelquefois de nouüres érythémateuses; il existe toujours à leur niveau un empâtement parfois énorme, œdémateux, qui peut masquer des foyers de suppuration périarticulaires. On reconnaît là des phénomènes autrefois souvent observés dans le cours de certaines infections purulentes chirurgicales ou puerpérales. A l'autopsie des sujets ayant offert de semblables accidents, on trouve du pus sinon dans toutes les articulations, au moins dans les principales. Ces pseudorhumatismes intenses sont du reste aussi rares que les angines qui peuvent leur donner naissance.

Les *manifestations cutanées* qui peuvent survenir au cours de certaines infections d'origine tonsillaire, pour être rares, n'en présentent pas moins un certain intérêt de curiosité. La relation entre les angines et les éruptions purpuriques ou érythémateuses a été établie par Rehner et confirmée par trois observations de Bœck. Nous[1] avons publié dans notre mémoire un curieux fait du même ordre; enfin cette année même MM. Le Gendre et Claissse[2] en ont communiqué un très analogue à la Société médicale des hôpitaux. Dans les deux derniers cas, l'infection semblait devoir être attribuée au streptocoque. Ces éruptions peuvent affecter des formes variées; elles paraissent dans la plupart des cas appartenir à la famille des érythèmes infectieux dits: polymorphes, et siègent de préférence sur les membres. Elles compliquent des amygdalites de moyenne intensité et semblent coïncider habituellement avec des déterminations articulaires. Tantôt la mani-

Complications cutanées. Erythème multiforme, purpura.

---

1. Observation XX de notre thèse.

2. Le Gendre et Claisse, *Purpura et érythème noueux au cours d'une amygdalite à streptocoques.* (Société médicale des hôpitaux. Séance du 8 janvier 1892.)

festation cutanée se réduit à quelques taches d'érythème noueux ou papuleux, d'autres fois, on peut voir, comme dans le fait par nous publié, au milieu de ces taches, l'épiderme soulevé par de petites vésicules en groupes, enfin, comme dans le cas de Le Gendre et Claisse, on peut assister à des poussées successives de purpura.

L'éruption peut durer de quinze jours à trois semaines, elle survit quelquefois à l'état fébrile ; nous l'avons vue se terminer par une desquamation à larges lambeaux analogue à celle de la scarlatine. Cette complication ne paraît pas par elle-même modifier en rien la marche ou le pronostic de l'amygdalite, on ignore quel est le mécanisme de sa genèse. Nous en plaçons l'histoire après celle des déterminations articulaires, parce qu'elle leur paraît liée dans une certaine mesure, sans qu'il soit possible d'en donner la raison.

Complications cardiaques.

La question des *déterminations cardiaques* des amygdalites est encore fort peu avancée. Il était à prévoir qu'une affection susceptible de présenter des localisations pathologiques aussi variées, capable de se compliquer d'inflammations articulaires, pouvait à l'occasion devenir l'origine d'accidents du côté de l'endocarde et du péricarde. Ce côté de son histoire est resté longtemps dans l'ombre. Il n'y a pas à s'en étonner quand on songe qu'avant Bouilland, les mêmes faits étaient méconnus pour le rhumatisme, dans la description duquel ils ont pris depuis une place si capitale. Dans la tonsillite même, l'albuminurie, dont la fréquence n'est plus contestée par personne, n'a été signalée qu'il y a peu d'années.

L'amygdalite régulière peut-elle impressionner l'endocarde et le péricarde ? La chose demeure tout au moins douteuse, nul fait publié en France ne plaidant en faveur de sa réalité. Il est vrai qu'en présence d'une maladie aussi bénigne que celle qui nous occupe, il ne vient à l'idée qu'à un petit nombre de médecins, et par curiosité pure, d'ausculter avec soin la région précordiale. Les renseignements précis sur la question ne deviendraient plus nombreux que si un premier noyau d'observations probantes venait démontrer l'utilité de pareilles recherches.

Une circonstance particulière a poussé de ce côté un certain nombre de médecins étrangers. En Amérique et surtout en Angleterre les liens de parenté réels ou apparents qui rattachent l'amygdalite au rhumatisme ont passionné et passionnent encore les esprits. C'est pour découvrir une nouvelle preuve à l'appui de cette doctrine, que quelques observateurs ont entrepris d'examiner le cœur des malades atteints de phlegmasies tonsillaires simples. H. Brown a ainsi rencontré l'endocardite dans deux cas. Bouesein a examiné à ce point de vue quarante-trois amygdalites, deux fois seulement il a trouvé un souffle systolique à la pointe. Si on ne peut contester la sincérité de ce très petit nombre d'exemples, il est du moins permis d'en tirer cette conclusion que les déterminations cardiaques dans l'amygdalite journalière ne s'observent qu'à titre de curiosité pathologique.

La proportion change, si l'on considère les formes anormales de l'amygdalite. Sur les cinq cas de pyohémie tonsillaire que nous avons réunis, l'endocardite ulcéreuse se trouve signalée deux fois, la péricardite deux fois, dans un cas elle était purulente, dans l'autre à l'état d'ébauche. Ces complications, au milieu des accidents graves qui les accompagnent d'autre part, peuvent passer inaperçues et n'être que des trouvailles d'autopsie. Sur les quatre faits dont nous parlons, la péricardite se manifesta une fois par un frottement bien net, l'endocardite se révéla dans un premier cas par un double souffle systolique de la base; dans un second, les bruits du cœur furent seulement trouvés irréguliers et tumultueux. Rien en somme de bien particulier à l'angine tonsillaire dans cette symptomatologie, qui reste là identique à ce qu'elle est dans les autres faits graves. Il est clair que l'amygdalite pyohémique comporte déjà par elle-même un pronostic si sérieux que les altérations de l'endocarde et du péricarde ne peuvent l'assombrir d'une manière bien notable.

Les *troubles de l'appareil respiratoire* sont rarement l'apanage de l'amygdalite, tout au moins de l'amygdalite régulière. Nous avons signalé la dyspnée mécanique qui peut être occasionnée par les déformations très accentuées de l'isthme du pharynx dans le cours de la périamygdalite. Elle est exceptionnelle parce que l'obstacle apporté au passage de l'air est rarement poussé assez loin pour la produire. L'œdème collatéral au contraire peut envahir les replis aryténoépiglottiques, et menacer ainsi les malades d'accès de suffocation terribles qui rendent parfois la trachéotomie urgente. Mais cet accident, comme nous l'avons dit, ne s'observe pas en dehors de la péritonsillite suppurée.

Les phlegmasies qui occupent la muqueuse de revêtement des amygdales, ont-elles tendance à se propager de proche en proche d'un côté vers la pituitaire, de l'autre vers la trachée et par cette voie vers les bronches? En un mot existe-t-il des coryzas, des trachéobronchites ayant débuté par une amygdalite ou évoluant de concert avec elle? Pareil fait à notre avis est absolument exceptionnel en dehors de l'amygdalite pharyngée, et son apparente fréquence ne peut être mise que sur le compte d'une confusion entre l'amygdalite et l'angine catarrhale proprement dite. Nous avons déjà insisté sur les différences qui séparent ces deux états morbides. Les causes productrices habituelles de la tonsillite ne sont donc pas capables dans la majorité des cas d'engendrer la bronchite. Presque tous les faits de complications pulmonaires signalées dans l'angine tonsillaire se distribuent entre la congestion simple, la bronchopneumonie et la pneumonie. Ils appartiennent tous à l'histoire des amygdalites anomales.

La trachéobronchite par propagation n'a pas pour origine l'amygdalite.

La congestion pulmonaire peut rester isolée, elle accompagne de préférence les formes à tendances typhoïdes et adynamiques. Il s'agit de ces congestions par stase et par manque de tonicité des artérioles du poumon, telles qu'on en observe dans la fièvre continue. Elles se manifestent par des râles ronflants et sibilants des deux côtés de la poitrine, surtout aux bases. Si la congestion est plus intense on peut entendre dans la même région des râles sous-crépitants à bulles plus ou moins fines, et même un léger souffle expiratoire.

D'autres fois la congestion pulmonaire sert d'entrée en scène à un épanchement pleurétique aux symptômes duquel elle laisse bientôt place, pour reparaître dans quelques cas sous forme supplémentaire, du côté opposé à la pleurésie.

La bronchopneumonie est exceptionnelle, elle complique seulement les angines graves à tendances franchement septiques. Il est question d'une forme de ce genre dans le cas publié dans la thèse de Rousseau qui relate l'histoire d'un sujet coutumier de l'angine phlegmoneuse, pris d'un foyer de bronchopneumonie au quatrième jour d'une amygdalite intense unilatérale qui avait éclaté chez lui dans des conditions particulières de surmenage. La maladie présenta ses signes classiques : point de côté violent, zone de matité à la partie moyenne d'un des poumons, râles fins, souffle et bronchophonie, crachats visqueux et rouillés. Quatre jours plus tard un léger épanchement pleural se déclarait du même côté.

Ce fait, qui est un des rares exemples en l'espèce qui existent dans la science, donne une assez juste idée des allures que revêt cette complication. Le sujet fit un foyer de congestion au sommet du même poumon, et malgré diverses péripéties, guérit après plus d'un mois de maladie.

Nous avons déjà, en étudiant les causes de l'amygdalite, insisté sur les liens qui paraissent unir cette affection à la pneumonie et semblent rattacher l'une et l'autre à la même famille morbide. Mais si le même agent pathogène peut engendrer les deux maladies, il semble que ce soit plus souvent isolément ou successivement que d'une façon simultanée. Cornil a signalé plusieurs faits d'amygdalites servant de prélude à une pneumonie franche à la manière des angines prodromiques du rhumatisme articulaire aigu. Caussade a publié dans sa thèse une observation analogue due à Prioleau. Il y est raconté l'histoire d'une amygdalite intense précédant de quatre jours une pneumonie compliquée de néphrite. Mais dans ces cas divers, la pneumonie semble plutôt se substituer à l'amygdalite que se comporter, à proprement parler, comme une complication. Jusqu'à plus ample informé, il reste douteux qu'elle soit susceptible d'éclater en pleine période d'état d'une angine tonsillaire, et d'évoluer de concert avec celle-ci. Dans un des cas de pyohémie d'origine gutturale publiés par Frænkel, on constata à l'autopsie des lésions de pneumonie d'un côté, mais il s'agissait probablement d'une hépatisation secondaire n'ayant rien de commun avec la pneumonie franche.

De même que les infections bronchopulmonaires, les *déterminations pleurales* sont, dans le cours de l'amygdalite, d'une rareté extrême, et ne s'observent jamais en dehors des formes atypiques. Les quelques faits qui en rendent la réalité incontestable ont trait les uns comme les autres à ces angines pyohémiques, dont nous avons esquissé le tableau au chapitre des amygdalites anomales. On a vu que le pus, infiltré dans le tissu cellulaire péripharyngé, pouvait fuser en bas en suivant l'atmosphère conjonctive périœsophagienne et se frayer un chemin à travers la plèvre médiastine jusque dans la grande cavité pleurale. Telle a été la marche typique de trois pleurésies purulentes reconnaissant toutes pour origine une infection des tonsilles. La pleurésie purulente se montre en pareil cas avec ses caractères cliniques habituels et affecte une marche et des allures qui relèvent directement de l'espèce microbienne qui lui a donné naissance. Nous n'avons pas à y insister. La pleurésie séreuse a été aussi observée, mais jamais d'une manière isolée. Elle vient tantôt se greffer sur un foyer de bronchopneumonie ou de pneumonie, pour constituer le syndrome pleuropneumonie ; tantôt enfin, elle coexiste avec un épanchement purulent qui occupe la plèvre opposée, formant pour ainsi dire une phase abortive du même processus ; on peut en effet rencontrer dans ces épanchements sérofibrineux associés à un empyème, les mêmes microorganismes pathogènes que dans celui-ci. Il faut connaître la possibilité de ces origines absolument exceptionnelles de la pleurésie, dont la véracité demeure plus curieuse qu'instructive. Les états qu'elle vient compliquer sont déjà par eux-mêmes si profondément septiques, que son apparition n'en modifie que dans une mesure très relative le pronostic presque constamment fatal.

Nous ne citerons que par acquit de conscience et pour être complet la *péritonite* comme capable d'éclater au cours de l'angine tonsillaire septique. Le cas de Frœlich [1] est le seul qui existe actuellement dans la littérature médicale. Il y est fait mention d'une amygdalite qui fut compliquée d'une péritonite purulente généralisée mortelle. Humphrey [2] en Amérique a publié un fait de pérityphlite survenue dans le cours d'une amygdalite. Il demeure jusqu'ici absolument unique.

Complications péritonéales et intestinales.

Nous en dirons autant de la *méningite* qui en théorie peut survenir, comme les inflammations des autres séreuses, au cours d'une amygdalite pyohémique, mais reste une complication excessivement rare ; nous n'en avons rencontré qu'un seul exemple dans une des observations de pyohémie dues à Fürbringer.

Complications méningées.

Dans la majorité des formes graves d'angine tonsillaire, les troubles nerveux souvent violents

Complications nerveuses.

---

1. FRŒLICH, *Deutsche medical Zeitung*, 1887.
2. HUMPHREY, *Brit. med. Journ.*, 28 mars 1890.

qne l'on peut voir se manifester, tels que la stupeur, le délire actif, relèvent donc non de l'inflammation des méninges, mais de l'état fébrile excessif et quelquefois de conditions particulières de terrain (alcoolisme, émotivité).

Cette question des complications nerveuses de l'amygdalite nous amène à traiter un point de doctrine sur lequel tous les cliniciens ne sont pas absolument d'accord. Nous voulons parler des *paralysies consécutives aux amygdalites*, c'est-à-dire survenant à la suite d'angines érythémateuses, sans aucun caractère pseudomembraneux. Leur existence alternativement acceptée par les uns, niée par les autres, demeure encore plus que problématique.

Elles consisteraient d'abord essentiellement en paralysies partielles ou totales du voile du palais survenant pendant la convalescence de l'angine; moins fréquemment, les membres pourraient être atteints d'une manière diffuse, jamais complète, les troubles moteurs se bornant à une simple esthénie; c'est surtout la forme paraplégique qui serait observée.

La paralysie du voile du palais présenterait alors sa physionomie habituelle, se manifestant par la persistance du timbre nasonné de la voix, par le reflux des liquides vers le nez pendant la déglutition et, objectivement, par l'affaissement unilatéral ou total de la face visible du voile et de la luette. Quant aux parésies des membres, elles pourraient offrir tous les degrés et toutes les variétés. Cette description, qui rentre dans l'histoire des paralysies consécutives aux maladies aiguës, ne doit pas nous arrêter plus longtemps.

Qu'il nous suffise de rappeler que ces symptômes, qu'ils soient ou non sous la dépendance de l'amygdalite simple, disparaissent toujours avec une grande lenteur et que le retour du mouvement se fait parfois attendre des mois.

La réalité des paralysies consécutives à l'angine simple, est affirmée par des observations de Pidoux, Hervieux, Trousseau, Grisolle, G. Sée, par la description qu'en donne Desnos ; mais c'est surtout Gubler[1] qui donna à la doctrine une grande notoriété.

Il y a une trentaine d'années qu'il mit la question à l'ordre du jour en proclamant dans un important mémoire leur incontestable existence basée sur un certain nombre d'observations complètes. Sa grande autorité ne contribua pas peu à accréditer cette idée que l'angine simple était, à l'égal de la diphtérie, susceptible de se compliquer ou d'être suivie d'accidents paralytiques diffus et aigus. Sa description clinique est, du reste, absolument calquée sur celle des paralysies diphtériques. On vécut longtemps sur les conclusions émises dans ce travail, et plusieurs ouvrages classiques publiés depuis, signalent la complica-

Leur histoire. Observations de Gubler.

Les faits de Gubler n'appartiennent pas à l'amygdalite vraie.

---

1. GUBLER, *Des paralysies dans leurs rapports avec les maladies aiguës*. (*Archives gén. de Médecine*, 1860-1861.)

tion paralytique comme possible, quoique rare, à la suite de l'angine simple. La thèse d'agrégation de Landouzy a commencé à ruiner cette théorie, en démontrant par l'analyse des observations de Gubler, qu'elle se basait sur des faits plus ou moins étrangers à l'amygdalite légitime. C'est, du reste, encore l'impression que l'on éprouve en les relisant. La présence au fond de la gorge de pseudomembranes, qui est notée quatre fois sur cinq, en fait actuellement aux yeux de tous, des cas d'angines plus que suspectes. On est donc très autorisé à croire avec Landouzy à des erreurs d'interprétation, d'autant plus fréquentes à cette époque, que le contrôle bactériologique faisait défaut.

Nous avons cherché si, dans la littérature médicale de ces dernières années, de nouveaux documents avaient été mis au jour en faveur des paralysies d'origine tonsillaire. Une observation publiée par Prévost en 1885 dans les Archives médicales belges, nous a paru intéressante à plus d'un titre : nous lui laissons du reste toute la responsabilité de l'interprétation qu'il en tire.

Il y est relaté l'histoire d'un officier qui fit, à la suite d'un refroidissement, une amygdalite aiguë avec gonflement considérable de la luette, des amygdales et des piliers. Guérison parfaite de l'angine au bout de dix jours, mais déjà alors, sensation très nette de lourdeur dans le bras droit. Quinze jours plus tard, ce même membre était si impotent et si faible, que le malade était dans l'incapacité absolue de tenir une plume pour écrire ; le plus petit effort était suivi de réelle fatigue. La sensibilité du bras atteint était diminuée dans tous ses modes (contact, pression, température). Même état pendant plus d'un mois ; l'amélioration ne commença qu'au bout de ce temps ; la guérison ne fut complète qu'un mois plus tard. Il n'existait aucun antécédent morbide pouvant être incriminé en dehors de l'angine qui avait précédé les accidents et semblait les avoir causés.

Tel est cet exemple qui par sa netteté mérite d'attirer l'attention. En l'absence d'examen complet de l'état sensitif et sensoriel, on peut à la rigueur le suspecter d'appartenir à l'hystérie. D'autre part son analogie parfaite avec les cas similaires dus à l'infection diphtéritique pose de nouveau la question déjà agitée par Grancher, de la possibilité d'une infection de cette nature sans qu'il y ait de fausses membranes constatables dans la gorge.

S'il reste douteux que certaines amygdalites puissent provoquer des paralysies, le retentissement possible des infections tonsillaires sur les glandes génitales est maintenant absolument incontestable.

L'orchite chez l'homme, chez la femme, l'ovarite, ont maintenant conquis droit de cité dans le domaine de l'amygdalite aiguë. Malgré leur rareté relative, elles constituent un des points curieux de l'histoire de cette maladie, sur lequel

Joal[1] a surtout contribué à attirer l'attention. Déjà, en 1857, Verneuil en avait publié deux observations des plus probantes. Depuis le travail de Joal, plusieurs nouveaux exemples en ont été donnés, la thèse de Descoings en relate un, calqué sur les précédents.

Ces déterminations à distance étonnaient autrefois et l'interprétation en était si difficile qu'elle donna lieu à l'éclosion de théories plus ou moins étranges, entre autres à celle de la métastase. Maintenant que nous sommes mieux renseignés sur le mécanisme des processus infectieux et sur les modes de diffusion des agents pathogènes, de semblables phénomènes sont moins obscurs pour nous, qu'il s'agisse d'oreillons ou d'amygdalites.

Orchite d'origine tonsillaire analogue à l'orchite ourlienne.

Ce n'est pas sans raison que nous rapprochons ces deux affections : l'orchite tonsillaire offre en effet des caractères presque absolument identiques à ceux de l'orchite ourlienne. Comme cette dernière, elle éclate au déclin de la maladie qu'elle complique, du sixième au septième jour, alors que l'angine tend à s'éteindre, ou plus rarement du deuxième au cinquième. La localisation des lésions nous permet le même rapprochement; elles siègent principalement au sein du parenchyme testiculaire lui-même, l'épididyme n'est intéressé que par exception; il s'agit donc bien d'une orchite proprement dite.

N'appartient pas à l'histoire des formes anomales.

La complication génitale n'est pas l'apanage

---

1. JOAL, *Archives générales de médecine.* (Mai 1886.)

exclusif des angines tonsillaires atypiques, elle semble au contraire éclater de préférence dans le cours de cas moyens qui, à part ce détail, se comportent d'une façon tout à fait normale. Il s'agit souvent de sujets enclins aux amygdalites à répétition.

Nous avons dit que l'orchite éclatait habituellement au déclin des accidents angineux, du cinquième au septième jour. Il peut arriver par exception que les manifestations testiculaires débutent en même temps que la tuméfaction des amygdales, ou même quelques heures avant ; mais elles sont toujours précédées par l'apparition de phénomènes généraux d'invasion, plus ou moins intenses, tels que mal de tête, frissons, fièvre vive et même délire. Lorsque l'orchite est consécutive, elle s'annonce quelquefois par une recrudescence fébrile, mais son évolution peut demeurer complètement apyrétique.

C'est un accident du déclin de l'angine.

Localement, on constate les signes habituels des phlegmasies de la glande séminale : gonflement variable pouvant atteindre, dans les cas extrêmes, la grosseur du poing, rougeur du scrotum, chaleur, douleurs plus ou moins vives spontanées ou provoquées. Il faut faire dans la tumeur testiculaire, la part de la vaginalite, elle existe toujours à des degrés divers et donne lieu à un épanchement, peut-être particulièrement abondant dans les cas dont nous parlons et qui atteint en moyenne une ou deux cuillerées à bouche de liquide. Après l'évacuation de celui-ci, la palpation

Symptômes de l'orchite tonsillaire.

fait juger plus exactement du volume véritable de la glande ; il est toujours augmenté. La rougeur n'est pas constante, non plus que les douleurs. Tantôt très pénibles, irradiées vers les lombes et la région inguinale, tantôt seulement provoquées par la pression de la tumeur entre les doigts, elles peuvent dans certains cas faire totalement défaut. Nous avons dit que l'épididyme, habituellement indemne, n'était pas toujours épargné ; lorsqu'il est atteint, le palper constate aisément sa tuméfaction et parfois aussi celle du cordon. On a pu voir une fois cette épididymite suppurer et aboutir à la formation d'une petite collection purulente à la queue de l'organe qui nécessita une incision.

La durée de l'orchite peut être assez longue. Tout peut être fini au bout de trois à six jours, mais c'est la grande exception ; dans la majorité des faits, la guérison n'est parfaite qu'après douze à quinze jours, à compter du début de la complication. Nous avons signalé la suppuration possible de l'épididyme, c'est là une terminaison tout à fait anormale ; la résolution est en effet la règle, la douleur s'éteint la première, puis le gonflement diminue, et le retour de la glande à ses dimensions premières est le meilleur signe de guérison.

Suites éloignées de l'orchite amygdalienne. — Celle-ci est-elle absolue, c'est-à-dire, ne laisse-t-elle derrière elle aucune altération anatomique capable de troubler la fonction de l'organe, analogue par exemple aux scléroses qui peuvent suivre l'orchite blennorrhagique ou l'orchite ourlienne et amener l'oblitération des voies séminales? C'est là une question qui n'est pas encore résolue, la plupart des malades de Joal ayant été perdus de vue. Mais par analogie, l'hypothèse ne laisse pas que d'être vraisemblable; elle n'a été jusqu'ici vérifiée que dans un cas pour un malade de Verneuil qui fut observé longtemps après l'orchite et chez lequel l'atrophie testiculaire n'était pas douteuse.

A part cette éventualité qui n'a rien de fatal, le pronostic de l'orchite amygdalienne est plutôt bénin, il ne modifie pas sensiblement celui de la maladie primitive. C'est un accident, peu douloureux, ou du moins dont la période pénible est éphémère; il n'a qu'un inconvénient, qui est sa durée qui prolonge, dans une mesure notable, celle de l'angine causale; quant à la menace d'une atteinte portée à l'intégrité de la sécrétion spermatique, elle demeure à l'état de problème; encore est-elle, même en admettant sa réalité, rarement absolument sérieuse, en raison de l'unilatéralité habituelle de la maladie. L'orchite double de cette origine n'a en effet été observée qu'une fois.

Les causes de cette complication demeurent encore inconnues, elle frappe de préférence les sujets jeunes; on l'a constatée principalement entre dix et vingt-cinq ans. Il est vrai que cet âge est aussi celui de l'amygdalite. Dans un cas resté unique, il est question d'un homme de quarante ans.

L'ovaire, qui correspond, chez la femme, au point de vue fonctionnel, au testicule de l'homme, est susceptible, comme il était facile de le prévoir, de subir les mêmes influences morbides.

L'*ovarite* liée à l'amygdalite s'observe dans un sexe, à peu près dans les mêmes proportions de fréquence que l'orchite dans l'autre. C'est dire qu'il s'agit d'une complication plus singulière que courante. L'histoire en a été faite également par Joal.

L'inflammation de l'ovaire semble frapper la femme dans des limites d'âge assez restreintes, puisque tous les cas observés sont relatifs à des malades de dix-neuf à vingt-deux ans, c'est-à-dire en pleine activité génitale. Il est à remarquer, en outre, que dans les quelques faits de cet ordre qui sont acquis à la science, le voisinage de l'époque menstruelle, ou la coïncidence de celle-ci avec l'apparition d'une amygdalite, paraît manifestement jouer un rôle dans l'éclosion des déterminations génitales. C'est effectivement à la fin des règles, ou même à la place des règles, qu'éclatent les accidents d'ovarite. Cette relation est, du reste, en rapport avec la tendance générale que présentent presque toutes les phlegmasies utérines ou périutérines, à se réveiller ou à s'aggraver sous l'influence de la congestion cataméniale.

L'ovarite, elle aussi, appartient au déclin de l'angine tonsillaire ; la date de son début varie dans des limites assez larges, puisqu'on a pu le noter entre le sixième et le onzième jour ; exceptionnellement. il peut s'identifier, avec celui de l'amygdalite. Tous les cas publiés ont trait, comme ceux d'orchite, à des angines régulières.

La localisation génitale s'annonce parfois par de légers frissons, des nausées et exceptionnellement des vomissements ; le tout servant de prélude à une assez forte et brusque élévation de température. En même temps, ou peu après, rarement avant, la malade se plaint d'une douleur vive, lancinante, irradiée vers les aînes et vers les lombes, dont le maximum répond à une des fosses iliaques au-dessus et un peu en dedans du bord supérieur de l'arcade de Fallope. Le palper pratiqué en cette région provoque de violentes douleurs ; avec un peu de patience et de douceur, surtout au déclin de la période aiguë, on parvient souvent à y percevoir une tumeur arrondie mobile qui peut atteindre le volume d'un œuf, et est le siège manifeste de cette sensibilité extrême. On sent encore mieux cette masse par le toucher vaginal ; elle occupe un des côtés du cul-de-sac postérieur. Sa forme, sa situation, sa mobilité, sa sensibilité exquise, unis aux vives réactions réflexes dont elle est le foyer, font aisément reconnaître en elle l'ovaire. L'inflammation de cet organe consécutive à l'infection tonsillaire, n'offre somme toute aucun symptôme spécial, qui permette de la différencier de celles des phlegmasies qui reconnaissent une autre origine. Quoi qu'il en soit, la fièvre et les phénomènes douloureux aigus s'éteignent le plus souvent en l'espace de deux à trois jours ; seules persistent un peu de pesanteur dans le côté malade, et objectivement, la tumeur ovarienne. La résolution est la règle, mais elle se fait toujours assez longtemps attendre. Douze jours est un délai minimum ; il est plus fréquent de la voir ne se compléter qu'en quinze ou vingt-cinq jours. Dans un cas la guérison n'est survenue qu'au bout d'un mois. Cette complication, dont le pronostic est toujours favorable , entraîne donc cependant avec elle une notable augmentation de la durée de l'amygdalite, puisque, de même que la grande majorité des inflammations du petit bassin, elle exige, sous peine d'accidents graves, **un repos** prolongé dans la position horizontale.

Encore faut-il compter avec un réveil possible de l'ovarite à la période menstruelle suivante, qui se passe rarement sans au moins une ébauche inflammatoire. Heureusement s'agit-il là, comme nous l'avons dit, d'une curiosité pathologique que l'on n'a l'occasion d'observer que de loin en loin. Elle n'en est pas moins digne d'intérêt.

Il nous reste à étudier un certain nombre d'accidents de voisinage, qui résultent directement de la propagation du processus inflammatoire, de l'amygdale où il a pris naissance, aux tissus environnants et aux différents éléments organiques de la région.

Dans cette catégorie, il faut ranger l'*inflammation de la trompe d'Eustache* qui peut quelquefois succéder à l'angine tonsillaire aiguë. Cette complication ne procède pas directement de la phlegmasie limitée aux amygdales, elle a presque toujours pour intermédiaire l'inflammation de la muqueuse de l'arrière-cavité des fosses nasales et principalement de l'amygdale pharyngée. Sa symptomatologie n'a rien par elle-même d'absolument caractéristique ou d'inquiétant, elle se réduit à une surdité incomplète, rarement continue, accompagnée de bourdonnements d'oreille et de sensations vertigineuses, ces divers phénomènes étant sous la dépendance directe de l'obstruction du conduit en question. La salpingite ne tire son importance que des inflammations de l'oreille moyenne auxquelles elle sert de préface. L'*otite moyenne* catarrhale ou même purulente s'observe en effet dans quelques cas, à la suite d'angines aiguës intéressant particulièrement les amygdales, soit que l'agent pathogène ait une tendance anormale à se propager dans ce sens, comme on le voit surtout durant les épidémies de grippe, soit que l'arrière-cavité des fosses nasales, chroniquement irritée, ait été préparée à cet incident par une longue série d'amygdalites à répétition.

L'otite moyenne se déroule en pareille circonstance avec son cortège symptomatique ordinaire que nous n'avons pas à décrire. Son apparition ajoute au pronostic de la poussée angineuse un élément très sérieux ; on sait effectivement que l'otite moyenne même catarrhale laisse rarement après elle l'acuité auditive absolument intacte.

Quant à l'otite purulente, elle se termine souvent
par la perforation du tympan qui entraîne trop
fréquemment la perte de l'ouïe, sans compter
qu'elle peut devenir la source de la suppurration
des cellules mastoïdiennes, ou d'accidents excessivement graves comme l'ulcération de la carotide interne ou la thrombose des sinus et l'infection purulente.

Adénophleg-
mons du cou
consécutifs
aux amygda-
lites.

Nous avons montré quelle large surface d'absorption, les amygdales représentaient pour les
voies lymphathiques. Il suffit d'une exulcération,
d'une érosion insignifiante pour que les innombrables germes qui pullulent au sein des lacunes
puissent pénétrer dans le tissu folliculaire et
périfolliculaire, c'est-à-dire en plein système lymphatique. Ils ne provoquent pas toujours la suppuration intratonsillaire. Ceux que n'ont pas
interrompus dans leur marche, les phagocytes de
la glande, cheminent jusqu'aux ganglions les plus
voisins, et si là encore la fonction destructive des
cellules lymphatiques est incomplète ou viciée, il
est possible qu'ils y soient l'origine d'un *adénophlegmon*. C'est là une des grandes sources de
toute une classe d'adénophlegmons du cou qui
reconnaissent pour point de départ l'absorption
de microbes pyogènes sur tel ou tel point de la
cavité buccale ou pharyngée. Ceux qui résultent
d'infections à début tonsillaire ont été l'objet
d'un travail de Milsonneau inspiré par Siredey, où
sont relatées dix observations de phlegmons
aigus des régions sternomastoïdienne ou sous-

maxillaires qui en dehors de leur mode de début n'offrent rien de bien particulier au point de vue de leur évolution. Ils suivent ou plutôt compliquent des angines franchement aiguës et fébriles, la possibilité de la suppuration cervicale se laisse soupçonner au bout de cinq à sept jours par un gonflement rouge et œdémateux, à siège variable suivant le groupe ganglionnaire qui est atteint. Les mouvements de rotation de la tête sont toujours plus ou moins entravés. La résolution est exceptionnelle, et la fluctuation ne tarde pas à poser nettement l'indication d'une incision évacuatrice. Il ne nous appartient pas d'insister sur la marche de ces phlegmons qui ne présente aucun détail spécial à leur origine tonsillaire. Pourquoi, et sous quelles influences, certaines angines ont-elles une semblable solution ? Cette question est encore bien obscure, et il est impossible à l'heure présente de lui donner une réponse précise. Peut-être cependant peut-on, dans quelques cas, invoquer de mauvaises conditions de terrain créées par le surmenage. Il est difficile de voir dans cette complication le témoignage d'une virulence spéciale de l'agent pathogène comme le veulent Siredey et Milsonneau, on ne peut la considérer que comme une phase critique d'une infection à porte d'entrée gutturale, qui à l'égal du bubon scarlatineux par exemple, se juge par une suppuration localisée, au lieu d'aller jusqu'à la septicémie.

Sa fréquence est du reste relativement limitée,

13

et la majorité des faits publiés manquent du contrôle bactériologique.

Phlegmon latéropharyngien compliquant une amygdalite suppurée.

Nous avons dit, en étudiant la périamygdalite, que le phlegmon latéropharyngien pouvait être le résultat de l'absorption de germes pyogènes au niveau des amygdales, par contamination des ganglions dont nous avons rappelé l'existence dans l'espace maxillopharyngien. Cette variété de phlegmon est encore susceptible de succéder par propagation à un phlegmon péritonsillaire. C'est probablement pour ce motif que l'amygdalite phlegmoneuse a été accusée de pouvoir provoquer l'ulcération de la carotide interne, source d'hémorrhagies excessivement graves, presque constamment mortelles. Comme le fait fort bien remarquer Broca [1], cette complication doit plus justement être mise sur le compte des suppurations de l'espace maxillopharyngien, qu'elles soient ou non consécutives à une amygdalite. Elle ne se rattache donc à celle-ci qu'indirectement.

Hémorrhagies graves consécutives à la périamygdalite phlegmoneuse. Historique.

La possibilité d'*hémorrhagies foudroyantes* consécutives à l'ouverture d'un foyer purulent périamygdalien se base actuellement sur un nombre respectable d'observations, et quel que soit l'interprétation que l'on adopte, l'accident ne semble pas absolument exceptionnel. Il n'en est pas de même d'un fait publié par Marrotte [2], qui

---

1 Broca, art. Amygdalite phlegmoneuse du *Traité de chirurgie.*

2. Marrotte, *Bulletin général de thérapeutique*, t. 88, p. 385.

a trait à une série d'hémorrhagies périodiques reparaissant toutes les douze heures, dans le cours d'une amygdalite suppurée légitime compliquée de névralgie, et qui ne s'arrêtèrent que sous l'influence de la quinine, observation qui demeure jusqu'ici unique dans la science.

C'est à cette question des hémorrhagies graves d'origine tonsillaire que se rattache l'erreur restée célèbre de Chassaignac qui, croyant ouvrir une collection purulente du pharynx, pénétra dans un anévrisme faux primitif, et provoqua ainsi une hémorrhagie mortelle. Il s'agissait bien effectivement d'un phlegmon, mais qui avait été la cause d'une ulcération artérielle, source du sang qui distendait le foyer d'abord rempli de pus. C'est là la première phase habituelle de cette complication. En 1879 une communication d'Ehrmann sur ce sujet, relative aux indications dans ces circonstances de la ligature de la carotide primitive, a donné lieu à une importante discussion au sein de la Société de Chirurgie. Voici les conclusions qui semblent en ressortir nettement : Dans un phlegmon de l'amygdale, peut survenir une hémorrhagie spontanée, que l'ouverture naturelle ou chirurgicale du foyer peut rendre foudroyante. Cette hémorrhagie est la conséquence le plus habituellement d'une ulcération de la carotide interne, ou d'une branche de l'externe. Enfin ce dernier fait peut souvent être rattaché à des conditions particulièrement graves d'infection telles que la pyohémie, la scrofule, la scarlatine, la tuberculose, la syphilis. Il peut cependant se produire sans cause prédisposante connue. Le diagnostic en est toujours hérissé de difficultés, et l'on conçoit combien une erreur peut entraîner de graves conséquences, puisqu'une incision inconsidérée peut ouvrir une voie au sang qui s'échappe du foyer comme d'une plaie artérielle.

L'histoire des hémorrhagies amygdaliennes depuis cette discussion qui en forme une phase intéressante, s'est enrichie de nouveaux faits. Nous en rencontrons d'abord quelques-uns dans un important mémoire de Monod sur la perforation des artères au contact des foyers purulents. Enfin en 1886 Vergely[1] donne une bonne mise au point de la question dans un travail qui contient seize observations recueillies de divers côté dans la littérature médicale, dont une personnelle. Sur le nombre, douze eurent une issue fatale ; ce qui est la meilleure preuve du pronostic extrèmement grave qui doit être posé en présence de cette complication. Elle est en outre très difficile à prévoir. Il existe cependant quelques signes de nature à la faire plus particulièrement redouter. Tels sont un gonflement monstrueux du pharynx occasionnant d'une part une dysphagie excessive, pouvant d'autre part être assez considérable pour produire l'aphonie, une tuméfaction gan-

Signes qui peuvent faire redouter l'hémorrhagie.

---

1. VERGELY, *Journal de médecine* de Bordeaux, juillet 1886.

glionnaire énorme, le tout compliqué d'une prostration profonde. Mais le seul renseignement qui
ne soit pas dénué de certitude est peut-être la
perception par le doigt appliqué sur le foyer
purulent, de battements expansifs syncrônes aux
pulsations artérielles, tels qu'ils seraient consta-
tés par exemple au niveau d'un anévrisme superficiel.

La publication du mémoire de Vergely fut suivie de peu par celle d'une observation de Moizard[1], relative à un homme de quarante ans
habitué de l'angine phlegmoneuse, qui au hui-
tième jour d'une poussée de cette nature, le lendemain de l'ouverture spontanée de son foyer
purulent, rendit soudainement par le nez et par
la bouche un litre de sang. L'hémorrhagie fut
suivie d'une syncope qui fut peut-être la cause la
plus effective de la guérison qui survint après
administration de digitale et d'ergotine. La brusquerie de l'accident, l'abondance du sang, sem-
blaient bien en rapport avec l'idée d'une ulcération de la carotide ou tout au moins d'une de ses
grosses branches pharyngées.

Le dernier fait similaire a été publié à Boston,
par J.-N. Hall[2], il eut la mort pour épilogue.

Bien heureusement, il s'agit dans tous ces cas

---

1. Moizard, Hémorragie dans l'angine phlegmoneuse.
Journ. de médecine pratique, août 1886.

2. J. N. Hall, Un cas d'hémorrhagie tonsillaire, suite
d'abcès, suivi de mort. Boston, *Medical Journal*, 22 décembre 1887.

de formes graves septiques, du phlegmon tonsillaire. On conçoit que l'infection, tombant sur un
terrain préparé par le surmenage ou la misère
physiologique, soit capable, grâce au voisinage
des voies aériennes et digestives, d'engendrer un
foyer purulent à tendances gangréneuses ; source
de points de sphacèle sur les vaisseaux de la
région.

Les artères ne sont pas seules exposées à ces
altérations de voisinage. Les veines qui environnent un abcès périamygdalien, obéissant en cela
à un processus banal, peuvent s'infecter. Tout
foyer purulent peut, comme on le sait, devenir
la source de phlébites. Cet accident demeure
pourtant exceptionnel dans le cas présent, et
n'est bien étudié que depuis un mémoire de
Breton inspiré par Rigal. Là se trouve contée
l'histoire d'un malade atteint de phlegmon
amygdalien qui mourut d'infection purulente.
Mais ce qui distingue cette pyohémie de celles
que nous avons décrites, c'est qu'elle eut pour
premier acte, une phlébite suppurée partie des
veines pharyngiennes inférieures et ayant envahi
successivement la linguale, la ranine, la maxillaire interne et même la jugulaire interne. L'oblitération de ces divers troncs fut révélée pendant
la vie par un œdème monstrueux de la face et
même des parois buccales et pharyngées.

Depuis, John Trumbull [1] a publié en Amérique

---

1. J. Trumbull, *Medical Record*, New-York, 1890.

un cas de même ordre. Quoi qu'il en soit, il ne peut être question là que d'une curiosité scientifique ultra rare ; c'est par elle que nous terminons la longue série des troubles de fréquence et de gravité si variables qui peuvent à divers titres venir charger le tableau habituellement si simple de l'amygdalite aiguë.

CHAPITRE XII

Microbiologie.

A l'époque où les applications de la bactériologie aux sciences médicales commencèrent à battre leur plein, depuis plusieurs années déjà, la nature infectueuse et parasitaire des amygdalites aiguës était proclamée et acceptée par un grand nombre. Il était donc raisonnable de supposer que l'étude de ces manifestations morbides à ce point de vue particulier, tenterait les expérimentateurs, et que des recherches multipliées viendraient dénoncer les espèces microbiennes coupables. Il n'en fut rien, et cette indifférence vis-à-vis d'une affection aussi répandue, aussi récidivante que l'angine tonsillaire, doit être attribuée à plusieurs raisons. En premier lieu, la vulgarité notoire et la bénignité habituelle de la maladie en ont éloigné l'attention des chercheurs. Ensuite, ceux d'entre eux qui ont songé à des investigations dans ce sens, ont eu le droit d'être découragés dès l'abord par des difficultés très réelles, principalement en ce qui concerne l'amygdalite simple. Effectivement, si la recherche d'un microorganisme, dans une collection ou un épanchement pürulent qui peuvent le contenir à l'état isolé, ou de culture pure, est en général simple et fructueuse, autant que celle qui porte sur un liquide physiologique ou un tissu normalement vierge de tout germe, il n'en est plus de même lorsque l'on opère sur des organes qui, comme l'amygdale, plongent dans un milieu aussi impur que la cavité buccale. Les espèces qui vivent en tout temps dans la bouche, sont, comme nous l'avons signalé, si nombreuses et si variées, que toute recherche portant sur un exsudat de surface des tonsilles, ou sur les produits d'excrétion de leurs cryptes, sera presque fatalement sujette à erreur. Seules seraient à l'abri de ce reproche, celles qui, basées sur des examens nécropsiques, ou sur des examens du sang, établiraient la présence simultanée d'un même microbe, au niveau des amygdales, et dans divers points de l'économie. Or l'examen du sang, dans les formes régulières, reste presque constamment stérile; quant aux autopsies, elles sont heureusement absolument exceptionnelles, relativement aux amygdalites.

La microbiologie des amygdalites demeure donc encore très incomplète et assez obscure. Néanmoins, elle commence déjà à se profiler sous forme d'ébauche, grâce à un petit nombre de travaux intéressants. De ceux-ci, paraît déjà ressortir qu'il n'existe pas de microorganisme spécifique de l'amygdalite. Comme le fait pressentir la clinique, plusieurs espèces sont susceptibles de l'engendrer, suivant les circonstances. Les

ques sur l'amygdale.

La microbiologie de l'amygdalite reste à faire.

germes en question appartiennent tous à des familles pathogènes très communes, et rencontrées chez l'homme dans une foule d'autres états morbides. Ils sont représentés d'une part, par les deux types les plus fréquemment rencontrés dans les suppurations banales, le streptocoque pyogène (microbe des suppurations diffuses, de l'érysipèle, de la septicémie puerpérale) et le staphylocoque doré (microbe du phlegmon circonscrit, du furoncle, de la périostite phlegmoneuse diffuse) et d'autre part, par le pneumocoque de Talamon Fraenkel (microbe de la pneumonie lobaire).

De ces trois microorganismes, c'est le streptocoque qui, sans aucun doute, a été rencontré le plus souvent. D'anciennes observations, faisaient déjà pressentir ce résultat. Le mémoire de Bourcy (1883) en relate une, d'arthrite purulente consécutive à une angine infectieuse, dans laquelle, à l'examen microscopique du pus articulaire, fut constatée la présence de micrococques en chaînettes. La thèse de Milsonneau (1885) fait aussi mention d'une vérification identique dans le pus d'un adénophlegmon cervical occasionné par une amygdalite.

Depuis, les recherches précises de Fraenkel, de Fuerbringner, de Metzner, et plus près de nous, celles de Hanot, ont montré que ce même streptocoque dominait sans aucune espèce de doute la pathogénie de l'amygdalite que nous avons appelée pyohémique, tantôt seul, d'autres fois associé au staphylocoque. Ce sont assurément ces derniers résultats qui sont les plus capables de satisfaire l'esprit. Il est vrai qu'ils appartiennent plutôt à l'histoire de l'infection purulente qu'à celle de l'angine tonsillaire. Néanmoins la découverte simultanée du streptocoque seul dans les abcès intratonsillaires, et au milieu de tous les viscères infectés, est des plus concluantes.

La présence du streptocoque et du staphylocoque isolés ou associés dans le pus des phlegmons intratonsillaires ou péritonsillaires a été constatée plus d'une fois, et dans ces cas également, leur rôle pathogène ne paraît pas contestable. *Rôle certain du streptocoque pyogène dans les amygdalites suppurées.*

La valeur étiologique du streptocoque rencontré par Kurth [1], par Sendtner [2] et par nous-même dans les exsudats lacunaires au cours d'angines folliculeuses régulières, tout en présentant de grandes probabilités en sa faveur, demeure cependant, pour les raisons que nous avons signalées plus haut, et à cause de certaines fautes de technique que l'on peut reprocher aux recherches en question, encore assez problématique. Quoi qu'il en soit, un fait semble ressortir clairement de celles-ci : c'est que durant la grande majorité des poussées d'amygdalite aiguë, les streptocoques pullulent avec une grande activité dans l'intérieur des cryptes. Faut-il voir dans cette circonstance la *Rôle du streptocoque plus douteux dans l'amygdalite folliculeuse.*

---

1. Kurth, *Streptocoque des amygdales. Comm. à la Soc. de Médecine interne*, 29 oct. 89 (*Berlin. Klin. Woch.* 11 novembre 89).

2. Sendtner, déjà cité.

cause déterminante de la maladie, ou se trouve-t-on seulement en présence d'un élément secondaire développé sous son influence? Telle est la question qu'il est encore difficile de trancher.

Que conclure de l'ensemble de ces résultats acquis, sinon que le même streptocoque pourrait fort bien être l'auteur et des amygdalites régulières, et de celles terminées par pyohémie qui n'éclateraient alors sous cette forme que grâce à une virulence exceptionnelle du microbe, ou à des conditions spéciales de terrain. Entre ces deux modalités extrêmes, l'angine phlegmoneuse formerait comme un trait d'union.

Il ne nous appartient pas de résoudre la question d'identité de ce streptocoque des amygdales et de celui de l'érysipèle; le problème peut être ramené à celui des analogies et des différences qui existent entre ce dernier et le streptocoque pyogène qui ne doit pas être distingué de celui des tonsilles. On sait que les caractères extérieurs, les cultures et les réactions colorantes plaident en faveur de l'unité d'origine du germe de l'érysipèle et de celui du phlegmon diffus, l'analogie ne cesse que devant l'expérimentation sur les animaux. Fehleinsen et Rosenbach soutiennent l'autonomie de chaque variété, tandis que Fraenkel et Baumgarten se rallient avec Chantemesse et Widal à la théorie uniciste. Somme toute, le jour n'est pas encore absolument fait à l'heure actuelle sur ce point particulier.

Origine buccale du strep-Quelle est l'origine première de ce streptocoque, lorsqu'il vient coloniser dans les lacunes et les follicules des tonsilles? Il est plus que probable, comme nous l'avons fait pressentir en étudiant l'étiologie, qu'il est déjà, avant toute détermination angineuse, l'hôte habituel de la bouche des sujets auxquels il est susceptible de nuire à un moment donné. C'est tout au moins ce qu'il est permis de déduire de la présence de ce germe dans la bouche des individus sains, dans la proportion de cinq fois sur cent environ. Par quel mécanisme et sous l'influence de quelles conditions, ce parasite inoffensif acquiert-il la propriété pathogène? nous l'ignorons encore. La même obscurité enveloppe les opérations intimes qui président à la contagion, lorsqu'elle se produit, aussi bien que les phénomènes qui dominent la genèse des accidents fébriles et viscéraux de l'amygdalite régulière, principalement en ce qui concerne la part que peuvent y prendre, soit la diffusion du parasite lui-même, soit celle des toxines qu'il peut élaborer au niveau de son premier foyer tonsillaire.

Quant au staphylocoque doré, sa présence dans les replis de l'amygdale est aussi banale que dans la cavité buccale même, où il peut être décelé dans presque tous les cas. Rien donc de surprenant à ce qu'on le rencontre couramment dans les angines les plus simples, soit isolé, soit associé au streptocoque.

Infiniment moins fréquente est la découverte du pneumocoque au cours des amygdalites, et le nombre des faits dans lesquels sa présence a été mise en lumière, demeure encore très limité. Un des plus concluants est représenté par l'observation de Gabbi, publiée en France dans le mémoire de Boulay. Chez un individu atteint d'angine folliculeuse, le contenu de petits abcès intrafolliculaires put être recueilli aseptiquement; les ensemencements faits à l'aide de ce pus donnèrent toujours des cultures pures du diplocoque encapsulé de Talamon; les inoculations sur la souris fournirent également les réactions classiques du même microorganisme.

Plus récemment, en France, Rendu a rencontré des pneumocoques dans la salive d'une femme atteinte d'une angine tonsillaire aiguë, qu'elle paraissait avoir manifestement contractée auprès d'une de ses compagnes affectée de pneumonie. La constatation du germe dans la salive, n'est pas par elle-même, il est vrai, à l'abri de toute critique, puisque la bouche des sujets sains peut héberger le pneumocoque dans un rapport de quatre fois et demie sur cent; mais en faveur de cette nature de la cause pathogène, on peut invoquer la manière dont se fit la contagion qui semble très probable dans le cas présent.

Nous ne reviendrons pas sur les rapports cliniques qui semblent rattacher l'angine tonsillaire à la même famille que la pneumonie. Au moins autant peut-être que ces rares documents bactériologiques, ils rendent très vraisemblable l'existence réelle d'une angine due au pneumocoque;

celle-ci, à vrai dire, ne se traduit pas toujours nécessairement sous forme d'amygdalite simple, puisque à plusieurs reprises. Netter a observé des angines pseudomembraneuses, dues uniquement à ce microorganisme : la même constatation a été faite par Jaccoud. Enfin, un curieux fait publié également par Netter, a trait à un enfant qui prit de ses deux frères atteints de pneumonie, non une phlegmasie pulmonaire, mais une angine herpétique.

Tels sont les quelques résultats acquis, que nous pouvons actuellement ajouter à l'histoire des amygdalites aiguës, pour éclairer leur pathogénie. On voit combien ils sont encore isolés et insuffisants pour servir de base à une classification naturelle. Jusqu'ici du reste, ce petit nombre de documents microbiologiques ne fait pas pressentir qu'à une espèce pathogène donnée, il soit jamais possible d'assigner plus tard, dans le cas particulier, un tableau clinique bien différencié. Ces notions semblent donc dignes d'être retenues, plus à titre de curiosités scientifiques, qu'en vue des déductions pratiques dont elles pourront devenir plus tard la source.

CHAPITRE XIII

Hygiène et prophylaxie.

Importance de l'hygiène dans le cas présent. Affections récidivantes, se répétant sous l'influence de prédispositions organiques spéciales, les amygdalites aiguës représentent un mal contre lequel il est d'autant plus important de prémunir ses habitués, que ses atteintes incessantes sont extrèmement gènantes et pénibles et que sur elles, la thérapeutique n'a qu'une action très relative, incapable le plus souvent d'en enrayer la marche et d'en diminuer sensiblement la durée. D'où le précepte, dès que l'aptitude morbide s'est dévoilée par une succession de poussées angineuses, de s'efforcer par tous les moyens hygiéniques d'en clore la série sans retard.

Lutter contre le lymphatisme chez l'enfant. Nous avons vu que certains tempéraments, et en particulier le tempérament lymphatique, ce degré ébauché de la scrofule, offraient fréquemment parmi leurs attributs, la tendance aux angines tonsillaires à répétition. Les enfants doués de cette imperfection organique devront être, dès les premières années, surveillés, surtout à l'époque de la seconde dentition, et aussitôt que la disposition aux amygdalites pourra être soupçonnée, on mettra tout en œuvre pour modifier le terrain et le rendre impropre à la pullulation de germes qui n'ont que trop de tendance à y végéter. Le traitement général du tempérament en question remplira ce but. On instituera les toniques de tous genres, l'usage prolongé de l'huile de foie de morue à haute dose, de l'iodure de fer; le séjour au bord de la mer, les cures d'eaux chlorurées sodiques, et avant tout, un régime alimentaire reconstituant et une existence dans laquelle l'exercice en plein air et en pleine lumière aura sa large part. On pourra aussi s'adresser avec profit aux pratiques hydrothérapiques, qui ont pour double effet de donner à la nutrition un coup de fouet très favorable et d'atténuer la susceptibilité à trop vivement ressentir les brusques contrastes de température. Mais on devra dans tous les cas en diriger avec soin l'application et en surveiller les effets.

Utilité de l'hydrothérapie.

Ces divers moyens médicaux exercent quelquefois sur le lymphatisme une action assez heureuse pour en faire disparaître les stigmates et parmi eux l'hypertrophie des tonsilles, qui peut alors bénéficier de la régression plus ou moins complète que subissent souvent les hypertrophies ganglionnaires qui coexistent fréquemment avec elle.

Tel est l'ensemble des règles hygiéniques auxquelles on devra obéir, lorsque les conseils demandés concerneront la seconde enfance, et que les lésions chroniques de l'amygdale ne seront pas encore assez enracinées pour qu'il y ait lieu de désespérer d'en suspendre la marche. Les mêmes principes seront encore, dans une certaine mesure, de mise chez l'adulte, pour lequel on devra surtout insister sur l'hydrothérapie (douche quotidienne, froide, à la lance dévisée, très courte, suivie de friction ou de massage).

Une fois l'hypertrophie tonsillaire constituée, les moyens purement médicaux, qu'il s'agisse de modificateurs généraux, ou de topiques astringents tels que la teinture d'iode, la glycérine ou le tanin, n'ont, à parler franchement, qu'une efficacité très problématique et ne s'adressent le plus souvent qu'aux malades timorés qu'effraye une intervention opératoire. Quant à leur action atrophiante sur les amygdales, elle est plus imaginaire que réelle.

Mais en dehors de ces applications médicamenteuses, il est possible d'instituer une hygiène locale du pharynx. Les sujets porteurs de grosses amygdales devront éloigner soigneusement toutes les causes journalières de congestion gutturale, le tabac, les liqueurs alcooliques, une alimentation trop épicée ou trop copieuse, source de troubles digestifs, capables de retentir sur les divers éléments du pharynx, seront autant que possible évités. Enfin il est un moyen prophylactique qui rentre absolument dans la logique de la nature infectieuse des amygdalites, c'est la toilette minutieuse de la bouche et de la gorge.

Si, comme la chose paraît probable, les agents responsables de l'angine tonsillaire sont deshôtes habituels de la bouche, il semble indiqué, pour les empêcher de nuire, d'entretenir dans cette cavité une propreté aussi voisine que possible de l'asepsie. Les limites de ce travail ne nous permettent pas de nous étendre sur les principes qui doivent présider à l'antisepsie buccale, ni sur son manuel opératoire, d'autant plus que d'autres, plus autorisés que nous, ont traité longuement ce sujet dans des publications spéciales. L'importance de ces pratiques en ce qui concerne l'amygdalite est du reste, à notre avis, presque entièrement théorique.

L'asepsie buccale véritable demeurera toujours effectivement, quoi qu'on fasse pour la réaliser, un idéal dont on pourra s'approcher plus ou moins, mais qui ne sera jamais atteint. Les germes colonisent en cette cavité naturelle en nombre si prodigieux, ils y rencontrent des conditions de repullulation si éminemment favorables, que des lavages et des soins minutieux de tous les instants, n'auraient sur l'arrêt de leur végétation qu'une influence absolument illusoire. Somme toute, vouloir supprimer les amygdalites récidivantes par ce moyen nous semble aussi puéril que de s'imaginer prévenir la pneumonie chez les sujets dont la bouche en abrite le contage en leur conseillant d'en faire l'objet de multiples et consciencieuses toilettes.

L'asepsie des tonsilles est encore moins réali-

encore plus impraticable

sable s'il est possible que celle de la bouche, et cependant c'est elle qu'il importe surtout d'obtenir, puisque c'est au fond des cryptes que viennent échouer et multiplier les germes pathogènes, qui peuvent même longtemps y sommeiller dans l'intervalle des poussées aiguës.

La meilleure antisepsie est la destruction des tonsilles.

Il n'existe qu'un moyen d'atteindre ce résultat, c'est la méthode radicale qui consiste à supprimer l'organe où gît le mal. En effet, c'est autant à cet élément septique qu'à la gêne mécanique entraînée par l'hypertrophie, que s'adresse l'ablation des tonsilles. Nous ne pouvons qu'effleurer cette grosse question, à laquelle il nous est impossible de donner ici le développement qu'elle comporte. Sur elle, les avis sont encore assez partagés. Il n'est pas douteux que pour nombre de sujets, les tumeurs tonsillaires ne soient une gêne de tous les instants, et par leur présence même qui entrave le jeu normal de la déglutition, et par les poussées inflammatoires continuelles qui s'acharnent sur elles. Il est donc tout naturel de songer à enlever des organes dont les fonctions, au premier abord, se montrent si insignifiantes. C'est cette manière de voir que soutient la grande majorité des chirurgiens et un grand nombre de médecins.

L'absence des tonsilles peut-elle nuire ?

Cependant, devant le rôle destructeur des germes que, d'après les idées en cours, il semble raisonnable d'attribuer aux tonsilles, n'est-il pas juste de se demander, si en les supprimant, on ne prive pas l'économie d'une barrière utile, élevée devant l'invasion microbienne? Et si l'introduction directe des contages dans les voies lymphatiques n'est pas ainsi favorisée? Cette hypothèse, qui n'est basée, il est vrai, que sur des vues théoriques, est cependant soutenable. Mais les faits ne lui sont pas jusqu'ici favorables, puisque l'ablation des amygdales se pratique journellement et n'est, en général, l'origine d'aucun accident qui puisse la faire regretter. Il faut aussi convenir qu'elle s'adresse à des organes malades dont les fonctions déviées sont probablement très imparfaites, et peuvent être suppléées par des appareils similaires voisins. Quant à l'influence curatrice absolue de l'amygdalotomie sur les angines tonsillaires à répétition, il est peut-être juste de ne lui accorder qu'une foi relative, car la disposition aux poussées inflammatoires pharyngées peut fort bien survivre à l'intervention chirurgicale ; ce qu'il est seulement permis d'affirmer, c'est que ces épisodes morbides n'affectent plus alors une allure aussi aiguë et s'accompagnent de symptômes moins pénibles.

L'amygdalotomie plus souvent palliative que curatrice.

Il est un élément qui ne doit pas être laissé de côté dans un semblable débat, c'est l'âge des sujets. Nous avons fait remarquer que les amygdalites récidivantes avaient une tendance manifeste à s'espacer et à s'atténuer à partir de trente ans.

L'abstention sera donc conseillée sans inconvénient au delà de ce délai. Chez les jeunes enfants au contraire, en débarrassant le pharynx de ces deux masses encombrantes, on fera presque toujours œuvre utile.

Choix d'une méthode.

Quelle méthode conviendra-t-il de choisir pour remplir ce but ? Deux procédés sont en présence, dont chacun a ses défenseurs et ses détracteurs : l'ablation sanglante pure et simple à l'aide de l'ingénieux instrument de Fahnestock, actuellement usuel, et la galvanoponcture, opération moins répandue en raison de son outillage moins élémentaire, mais dont l'élégance et les bons résultats expliquent la vogue par elle acquise depuis quelques années.

Amygdalotomie, méthode de choix chez l'enfant.

Ce n'est pas ici le lieu de décrire l'amygdalotome, ses divers modèles et la façon de les manier ; l'instrument est, du reste, connu de tous, ainsi que son usage. L'opération a des avantages très réels ; simple, d'une exécution aisée et rapide, puisqu'elle remédie à l'hypertrophie tonsillaire en une seule et brève séance, elle est presque absolument inoffensive, tout au moins chez les enfants, pour lesquels elle n'est presque jamais l'origine d'une hémorrhagie de quelque importance. A cet âge, il sera donc logique de lui donner la préférence quand la conformation des amygdales s'y prête. Mais, dans tous les cas, il sera bon de s'appliquer à enlever les deux tonsilles radicalement, sans laisser aucun tronçon. Un résidu semblable suffit fréquemment pour compromettre le succès à venir et l'efficacité de l'opération. Les faits dans lesquels ce moignon demeure le siège de poussées inflammatoires et peut même devenir le point de départ de suppuration péritonsillaire, ne sont pas effectivement très rares, nous en avons publié dans notre mémoire un exemple non douteux.

Chez l'adulte, au contraire, la valeur de l'amygdalotomie est peut-être plus discutable. Elle a rencontré des partisans aussi convaincus que dans le premier âge, mais elle n'en a pas moins une réalité contre elle. C'est qu'on peut lui imputer la majorité des faits publiés d'hémorrhagies graves dont quelques-unes mortelles, qui sont venues assombrir son histoire depuis sa vulgarisation. On peut chercher la cause de cette circonstance dans le développement excessif du système vasculaire du pharynx entre dix-huit et trente ans, et aussi dans la sclérose progressive qui envahit alors déjà fréquemment les tonsilles et laisse dans leurs plaies les orifices des canaux sanguins assez béants pour entraver l'hémostase. En sa faveur il est juste de faire ressortir l'extrême rareté de ces complications, lorsqu'elle est pratiquée dans une période de choix, c'est-à-dire éloignée de toute poussée inflammatoire. On sera du reste, toujours autorisé à se prémunir contre de semblables accidents, soit en faisant précéder l'ablation de plusieurs séances de galvanoponctures, soit en utilisant pour la pratiquer, l'amygdalotome mousse; mais on se gardera de faire usage de la cocaïne qui, par une vasoconstriction passagère, procure une sécurité trompeuse (Clarence Rice).

Dangers de l'amygdalotomie chez l'adulte.

Hémorragie consécutive.

La galvanoponcture, qui consiste à transpercer l'amygdale de part en part à plusieurs reprises à l'aide d'un anse galvanique en forme de pointe, est actuellement entrée dans la pratique journalière des spécialistes de la gorge. La méthode a été de leur part, dans les publications laryngologiques, l'objet de nombreux articles qui en ont étudié tous les détails. Nous ne pouvons nous étendre ici sur la matière; qu'il nous suffise de rappeler que la galvanoponcture a pour objectif de transformer en quelques séances l'amygdale en une masse de tissu fibreux rétractile dont le volume ne peut que se réduire avec le temps, comme celui de toutes les cicatrices. L'organe se trouve ainsi supprimé au point de vue fonctionnel, et aussi, ce qui est essentiel, au point de vue de l'inflammation. Si elle demande un outillage spécial et exige une certaine dextérité, il est incontestable que, bien maniée, elle n'offre aucune espèce de danger et donne d'excellents résultats.

La discision des amygdales est une opération de date encore plus récente. Destinée à ouvrir largement les cryptes tonsillaires, en les incisant à la manière de trajets fistuleux, elle permet de débarrasser celles-ci des produits caséeux qui les dilatent et les infectent. Son indication principale est l'amygdalite lacunaire chronique. Notre collègue Gampert [1] en a fait une étude complète à laquelle nous ne pouvons que renvoyer le lecteur

---

1. GAMPERT, Thèse de Paris, 1891.

pour plus amples détails. Ses conclusions tendent à mettre la discision au-dessus de l'amygdalotomie et de l'igniponcture. Son principal avantage semble être de faire disparaître l'hypertrophie tonsillaire, tout en conservant les amygdales au point de vue fonctionnel.

Ces différentes méthodes curatives ont pour mobile principal de réduire le volume exagéré des tonsilles et d'atténuer autant que possible l'irritation chronique dont elles sont le siège. elles ne préservent donc qu'indirectement des phlegmasies aiguës de la région pharyngée. Somme toute, elles s'adressent à la prédisposition qu'elles arrivent à éteindre sans la supprimer entièrement. Ceux que celle-ci expose aux poussées fluxionnaires. n'auront d'autre moyen de se défendre contre elles et de les espacer que d'en éviter autant que possible les causes occasionnelles immédiates. Or, nous avons vu que le froid était une des plus efficaces dans bien des cas. Les prédisposés devront donc se garder des brusques transitions de température, des courants d'air sur le corps en transpiration, et généralement de toutes les occasions de refroidissement, limité ou total. Nous avons fait remarquer que certains sujets étaient doués d'une susceptibilité toute spéciale du cou; à ceux-là, le port d'un foulard ou d'une autre pièce de vêtement protégeant cette région, sera souvent indispensable, par une température au-dessous de la moyenne. Remplacer chez eux le col rabattu par

Éviter les causes déterminantes des amygdalites. Usage et abus du foulard.

le col montant, suffit quelquefois à remplir le but. En cela, comme en autre chose, il faut savoir choisir entre l'usage et l'abus. S'envelopper le cou dans des foulards multiples, et même dans de l'ouate, comme croient devoir le faire quelques angineux sans sortir d'un intérieur tempéré, est assurément une exagération, non seulement inutile en dehors des poussées aiguës, mais encore nuisible durant leur évolution. Semblable pratique ne peut qu'accroître la congestion tonsillaire. Quant à l'usage du foulard dehors, ce n'est qu'en tâtant la susceptibilité individuelle, qu'il sera possible de déterminer le degré de température à partir duquel il devient utile. On fera sagement de n'en encourager le port chez les jeunes enfants que si les inconvénients de son absence éclatent manifestement; agir autrement serait créer de toute pièce une susceptibilité locale qui n'existait pas en principe, ou exaspérer celle qui est innée. L'éducation américaine, qui laisse en tout temps le cou des enfants largement découvert, a peut-être à ce point de vue des avantages, mais il est certain que tous les tempéraments ne sont pas de force à la supporter sans danger.

Préserver de la contagion surtout les prédisposés.

En dehors du froid, il est une autre cause déterminante de l'amygdalite qui nous est actuellement connue, c'est la contagion. Il s'agit là d'un caractère si peu constant et si capricieux de l'angine simple, qu'il est assez difficile de distinguer les cas dans lesquels on doit la soupçonner et prendre des mesures contre elle. Aussi celles-ci ne peuvent être ni aussi sévères, ni aussi radicales que celles qu'exigent impérieusement les fièvres éruptives, la rougeole ou la variole, ou encore l'angine diphtéritique. Lorsque l'amygdalite se montre transmissible, le contage ne semble doué que d'une force de diffusion très faible, et ne germe guère que sur des terrains préparés. Il en résulte que la question d'isolement ne sera soulevée pour ainsi dire, que dans les familles où l'amygdalite est en quelque sorte endémique; si dans un semblable milieu, entre plusieurs enfants, un premier est pris, il suffira souvent, pour préserver les autres de la contagion, de les empêcher de vivre dans la même pièce que le malade; car il paraît bien prouvé que seul, l'entourage immédiat court des risques, jamais on n'a vu la maladie transportée par un tiers. Un isolement relatif est donc, dans la majorité des cas, suffisant; d'autant plus qu'une maladie habituellement bénigne, ne peut entraîner des règles aussi rigoureuses que celles qu'impose une affection épidémique grave.

Tel est le petit nombre des règles prophylactiques que semblent nous dicter les notions encore bien imparfaites que nous possédons sur les causes des angines tonsillaires aiguës. L'étiologie des formes anomales est encore entourée d'une telle obscurité, qu'il est impossible à l'heure actuelle de préciser les moyens d'en prévenir les atteintes. Il en est de même de ces faits de contagion exceptionnelle ayant pour origine des maladies étrangères à la gorge, telles que la pneumonie ou les oreillons ; il est bien évident que personne n'est à même de les prévoir.

CHAPITRE XIV

Traitement curatif.

Comme la grande majorité des amygdalites régulières n'offre qu'une gravité extrêmement relative, le traitement qu'il convient de leur appliquer est le plus souvent très élémentaire et surtout hygiénique. En effet, la guérison spontanée est la règle, même en l'absence de toute médication, et là, comme en bien d'autres états, le rôle du médecin, surtout moral, consiste, une fois qu'il a prévenu le patient de la nature de son mal, à l'empêcher de commettre des imprudences capables de l'aggraver, ou de se livrer spontanément à des tentatives thérapeutiques fantaisistes. Aussi, le séjour au lit dans une chambre où règne une température douce, une alimentation modérée proportionnée à l'appétence du malade, composée surtout de liquides de préférence chauds, constituent des mesures qui suffisent en général à éloigner toute complication de nature à entraver l'évolution naturelle des angines tonsillaires vers la guérison. D'où la difficulté de juger la valeur de bien des médications vantées contre l'amygdalite et qui n'ont

La guérison spontanée de l'amygdali te est la règle.

fréquemment sur sa terminaison favorable qu'une influence illusoire.

Il n'existe pas jusqu'à ce jour de médicament spécifique de l'amygdalite, il en résulte que la plupart de ceux qu'on lui a opposés s'adressent plus ou moins à tel ou tel de ses symptômes pénibles. Les préparations successivement préconisées contre cette petite maladie sont innombrables, et l'on n'attend pas de nous une énumération de formules et de produits pharmaceutiques, laquelle serait aussi stérile que fastidieuse. Ce qui nous semble, en la matière, intéressant et utile, c'est l'exposé des principes thérapeutiques généraux qui paraissent ressortir, pour le médecin, des idées pathogéniques actuellement en cours sur les amygdalites, principes à l'aide desquels il pourra faire choix d'une méthode curative rationnelle.

Avant d'aborder ce sujet, il ne sera peut-être pas sans profit de jeter un coup d'œil rapide sur ce qu'était la thérapeutique des angines tonsillaires, avant la vulgarisation de l'idée de leur nature infectieuse.

La médication en quelque sorte traditionnelle, à laquelle quelques praticiens donnent encore la préférence, avait pour objectif principal de combattre l'inflammation. De là, l'usage des antiphlogistiques, depuis le gargarisme émollient jusqu'aux émissions sanguines et aux sangsues qui ont eu leur temps de vogue dans la cure de l'esquinancie. Les vomitifs, également d'un emploi très répandu, ont été vantés et comme décongestionnants locaux, et comme évacuants; on peut donc leur assigner une place intermédiaire aux antiphlogistiques vrais et aux médicaments s'adressant à un symptôme en particulier. Enfin les astringents appliqués directement sur les amygdales, ont joui eux aussi pendant longtemps d'une faveur incontestée. Ces trois éléments primordiaux ont formé pendant plus d'une génération le bilan thérapeutique de l'angine simple. Nous allons examiner successivement chacun d'eux.

Les *émissions sanguines* générales, ou les *sangsues* appliquées derrière l'angle de la mâchoire. pour juguler l'amygdalite, ne rencontreraient plus à l'heure présente que de bien rares défenseurs. Ni les unes ni les autres n'ont jamais arrêté la marche d'une angine tonsillaire aiguë, et le déficit sanguin qu'elles imposent à l'organisme n'est compensé par aucun bénéfice appréciable.

Il n'en est pas de même des *émollients* qui sont toujours fort bien acceptés par les malades, parce que le soulagement qu'ils procurent est manifeste et constant. Les préparations les plus usuelles sont les décoctions de racine de guimauve, de figue, de graine de lin ou d'orge perlé; on donne souvent la préférence à cette dernière; en raison de sa saveur agréable, elle peut servir de base à des gargarismes de composition variée; elle a de plus l'avantage de pouvoir être heureusement associée aux aliments liquides, entre autres au lait, dont elle rend la déglutition plus facile. Somme toute, il s'agit là de topiques qui s'adressent au même titre à toutes les phlegmasies gutturales: ils atténuent la dysphagie et modèrent la congestion locale. Deux éléments méritent d'être considérés en eux; d'une part, le principe qu'ils contiennent en dissolution, et la température de la décoction au moment où elle est employée. Le principe utile, peu variable selon la substance choisie, est en général un mucilage qui donne au liquide ses qualités onctueuses ; on conçoit qu'en lubréfiant les surfaces des amygdales, alors sèches et endolories, il apporte un soulagement très réel. Quant à la température du gargarisme, elle a peut-être une importance pratique encore plus grande. Il doit être employé en effet aussi chaud que le malade pourra le supporter, et il n'est pas douteux que cette thermalité ne soit douée sur la douleur et la tuméfaction des parties d'une action certaine. Le bien-être procuré par n'importe quelle boisson chaude, découle de la même vérité. Nous avons déjà du reste, à propos des symptômes, insisté sur la supériorité d'une alimentation chaude, liquide ou demi-liquide.

Les *vomitifs* ont pendant de longues années occupé une place privilégiée dans la thérapeutique de l'amygdalite aiguë; la constatation de tonsilles rouges et tuméfiées, provoquait presque invariablement chez nombre de médecins la prescription de l'ipéca en vertu d'un réflexe de nouveau genre. Une réaction s'est élevée depuis quelque temps contre cette coutume trop absolue, et la médication vomitive a été peu à peu réservée à un petit nombre de cas offrant des indications spéciales. C'est ainsi qu'on en tirera des bénéfices particuliers, chez les jeunes enfants. A cet âge, les mucosités qui encombrent le pharynx, au lieu d'être rejetées au dehors par expuition, comme il arrive chez l'adulte, sont dégluties, et leur accumulation dans l'estomac provoque un état nauséeux qu'il y a avantage à abréger en en accélérant la conclusion. Le vomitif possède en outre une action décongestionnante sur le pharynx qui peut suppléer à l'absence des gargarismes, dont l'emploi n'est pas applicable à cette période de la vie. Chez l'adulte, on peut souvent s'en passer, au grand contentement de certains malades, pour lesquels le vomissement est toujours un acte très pénible qui ne fait guère que s'ajouter à leurs souffrances morbides, sans leur procurer un soulagement assez net pour qu'ils en reconnaissent les bienfaits. Il existe pourtant des circonstances, qui semblent réclamer naturellement son emploi ; telle est l'exagération de l'état gastrique qui accompagne toujours, à quelque degré, toute angine. Enfin il a été aussi vanté également contre l'amygdalite lacunaire, avec encombrement des cryptes par des productions sébacées. On a prétendu que dans ces conditions, les efforts de vomissement, en provoquant mécaniquement la compression des tonsilles entre

Utilité des vomitifs chez les enfants.

les piliers du voile du palais, étaient capables de hâter l'évacuation des lacunes. Ce résultat est peut-être plus fréquemment théorique que réel.

Gargarismes et collutoires astringents. Rejeter l'alun.

A la médication topique émolliente il convient d'opposer la *médication astringente* de même ordre. Les topiques dits astringents, ont pour mobile de faire cesser la tuméfaction et en même temps la congestion des tonsilles, en provoquant directement la rétraction physique de leur parenchyme. Nous pouvons les diviser en astringents forts et en astringents faibles. Les premiers ne peuvent être que nuisibles durant la période d'état de l'amygdalite, et de même que dans mainte autre inflammation, la blennorrhagie est du nombre, ne trouvent leur véritable emploi qu'au début, comme abortifs, ou après la défervescence, pour activer la résolution locale. Le tanin et surtout l'alun ont été longtemps d'un usage classique à ce point de vue. L'alun est doué d'une saveur styptique extrêmement désagréable, et son résultat habituel, chez la majorité des malades, est d'exaspérer la douleur et la congestion. Aussi peut-il disparaître sans grand dommage de la thérapeutique. Nous en dirons à peu près autant du jus de citron dont on a peut-être autant abusé.

Indications des applications de teinture d'iode et de nitrate d'argent.

La teinture d'iode pure, aurait pour quelques-uns des vertus abortives remarquables, à condition d'être appliquée légèrement à la surface des amygdales seules, à la première menace de poussée inflammatoire. Dans ces conditions, elle

pourrait couper court au processus en voie d'évolution. Nous n'avons pas eu la bonne fortune de
constater par nous-même ces bons effets. Les propriétés antiseptiques de cette substance méritent
peut-être plus que les autres, d'être rendues responsables de ses succès. Même réflexion peut être
faite au sujet du nitrate d'argent qui a été aussi
très vanté. Antiparasitaire incontestable, frappant de mort la couche épithéliale superficielle de
la muqueuse, qui sert d'habitat aux germes, on
conçoit qu'appliqué au début de l'amygdalite
légère, il puisse produire un effet utile, surtout
si l'on a soin de le faire pénétrer dans les cryptes.
L'emploi d'une solution forte (à 1 5) imbibant
un tampon d'ouate hydrophile porté sur une
curette de petite dimension, remplacera avanta-
geusement, pour cette petite opération, le classique et brutal crayon.

La teinture d'iode coupée de partie égale de
glycérine, peut être rangée au nombre des astringents faibles, elle n'est pas sans utilité dans le
cours de certains cas légers, sous forme de
collutoire. Tout le monde connaît l'usage du
borate de soude qui fait journellement les frais
de quantité de gargarismes ou de collutoires:
c'est assurément là un agent inoffensif dont
l'efficacité traditionnelle est problématique. Le
chlorate de potasse, lui aussi légèrement astringent, mérite une place à part. Son élimination
par les glandes salivaires et les glandules
muqueuses de la bouche lui donne sur le revête-

ment buccal une action élective spéciale, et en fait un topique qui, prescrit en potion, est peut-être plus actif qu'en gargarisme. D'un effet plus incontesté dans les stomatites que dans les angines, il a cependant, pour ces dernières, l'avantage, en excitant la salivation, d'entretenir la gorge dans un bain permanent, qui en se substituant à la sécheresse inflammatoire, apporte un vrai soulagement. Comme on le voit les astringents faibles peuvent, sans inconvénients, être prescrits pendant la période inflammatoire des amygdalites.

Un petit nombre d'agents médicamenteux, peuvent être qualifiés d'*anesthésiques locaux*. En première ligne, nous placerons : le froid qui se rattache aussi par quelques points aux astringents. L'usage continu de la glace sucée, des gargarismes ou des boissons glacées, a, dans le traitement des amygdalites, des adeptes convaincus. Elle a été surtout préconisée contre le phlegmon péritonsillaire. Il n'est pas douteux que les malades qui en usent, n'éprouvent au moment où ils boivent, où ils se gargarisent, une impression de détente momentanée dans les phénomènes douloureux. Mais pour nous, ces rémissions sont plus trompeuses que réelles, d'autant plus que dès que l'action du froid est suspendue, même pendant très peu de temps, l'état congestif reparaît plus intense. Nous avons montré la supériorité des gargarismes et des boissons chaudes. La décoction de tête de pavot qui entre dans la composition du gargarisme émollient des hôpitaux y représente l'élément qui doit endormir la douleur. Nous n'ajoutons qu'une foi très relative à ses vertus. Les médicaments habituellement employés contre les lésions douloureuses du pharynx en général, trouvent quelquefois leur indication dans le cours des amygdalites aiguës. Les attouchements avec un tampon d'ouate imbibé d'une solution de chlorhydrate de morphine dans la glycérine, ou d'une solution forte de bromure de potassium, remédient certainement à la dysphagie excessive. Il est pourtant rare qu'on soit obligé d'y avoir recours. Les préparations à base de coca remplissent le même but : la teinture de coca mélangée aux gargarismes, offre les qualités d'un astringent, et d'un léger anesthésique local. On sait, d'autre part, le pouvoir analgésiant remarquable du chlorhydrate de cocaïne ; ces propriétés lui ont valu d'entrer actuellement dans la composition de la plupart des collutoires ou gargarismes conseillés contre les angines particulièrement douloureuses. C'est là une substance qu'il n'est pas toujours sans danger de laisser à la disposition des malades, et dont les effets, quoique certains, n'en demeurent pas moins très passagers et entièrement de surface. Son usage semble devoir être réservé aux interventions opératoires que peut exiger l'amygdalite phlegmoneuse et sur lesquelles nous reviendrons.

Nous devons maintenant passer en revue les   Antisepsie lo-

cale appli-
quée à l'a-
mygdalite.

nouveaux agents curateurs introduits par les théories microbiennes dans la thérapeutique de l'angine tonsillaire, et en général de toutes les angines aiguës de nature infectieuse. Ceux-ci appartiennent tous plus ou moins à la famille des antiseptiques; cela était facile à prévoir, étant admise la nature parasitaire des amygdalites et surtout l'origine gutturale de l'infection, car il est logique, dans ces conditions, de songer à appliquer localement des substances capables d'exterminer le germe pathogène. Il en résulte que, depuis quelques années, les antiseptiques entrent avec une très grande fréquence dans la composition des topiques prescrits contre les angines aiguës.

Peut-elle faire
avorter l'a-
mygdalite ?

Quels sont les produits de cette classe qui doivent être choisis de préférence? Il semble naturel à première vue d'avoir recours aux antiparasitaires les plus puissants, aux sels de mercure, spécialement au biiodure et bichlorure, en solutions fortes (à 2/1000 par exemple). Une toilette soigneuse des amygdales, pratiquée avec des tampons d'ouate hydrophile imbibés de l'une de ces deux préparations, aurait, en théorie du moins. le pouvoir d'enrayer le processus morbide et de détruire le poison, cause de tout le mal. Cette médication énergique a été certainement tentée, et il est probable que si elle avait donné des résultats réellement satisfaisants, on l'aurait vue s'introduire rapidement dans la pratique, tandis qu'elle n'est pas sortie d'un cercle très restreint. En dehors de la saveur nauséabonde des sels en question, il convient peut-être de chercher la cause de cet insuccès dans l'impossibilité matérielle absolue, sur laquelle nous avons déjà insisté, de réaliser une asepsie, même relative, des tonsilles. C'est le fond des cryptes, nous l'avons dit, qu'il faudrait aller désinfecter, et c'est un idéal que nos moyens limités ne nous permettent pas d'atteindre.

Quant aux gargarismes dits : antiseptiques, qu'ils aient pour base l'acide borique dont le plus grand mérite est d'être insipide, ou l'acide phénique, qui lui, a au moins l'avantage d'être légèrement analgésiant, nous avouerons franchement que s'ils apportent à l'imagination du médecin et du malade une satisfaction morale, ils ne troublent certainement la pullulation des germes que d'une manière bien illusoire. Des bains locaux et des douches assez fréquemment répétés, avec un liquide chaud, fût-il de l'eau simple, ne nous paraissent pas inférieurs à l'usage du plus antiseptique d'entre les gargarismes.

En dehors du sublimé et du biiodure, deux substances très antiseptiques ont acquis dans ces dernières années une certaine notoriété dans le traitement des angines microbiennes : ce sont le naphtol camphré et le salol camphré, que nous ne voulons pas passer sous silence. Leur emploi, sous forme d'attouchements sur les régions malades, trouve son indication plus dans les angines pseudomembraneuses et gangréneuses que dans les

Le nitrate d'argent agit comme antiseptique.

amygdalites simples; on peut cependant y avoir recours lorsque celles-ci se compliquent de sphacèle. Nous ne reviendrons pas sur les profits que l'on peut tirer parfois du nitrate d'argent, nous èn avons déjà entretenu le lecteur et nous ne le nommons de nouveau que pour rappeler qu'il mérite de prendre place au nombre des antiseptiques locaux.

Antisepsie interne.

La généralisation du poison morbide à l'économie entière, est un des points que les travaux modernes ont bien mis en relief. De la notion de l'amygdalite, maladie générale, est né le principe d'une médication interne dirigée précisément contre l'intoxication sanguine ou lymphatique totales. C'est dans le but de lutter contre cet élément infectieux diffusé, qu'ont été successivement préconisés un certain nombre de médicaments, que l'on peut à bon droit considérer comme des *antiseptiques généraux*, quoique leur valeur microbicide n'ait pas été vérifiée sur les cultures *in ritio*, mais se révèle seulement par les bons effets de leur administration à l'intérieur dans d'autres septicémies. Sulfate de quinine. Le sulfate de quinine a d'abord été mis à contribution pour répondre à cette idée, par Bouchard et Landouzy en France. En Allemagne Fraenkel[1] en a hautement célébré les bienfaits. Selon lui, donnés au début de l'accès d'amygdalite à la dose moyenne

---

1. FRAENKEL, *Traitement de l'amygdalite aiguë*. Berliner Klin. Woch., 21 novembre et 12 décembre 1881.

de 0,75 centigrammes en vingt-quatre heures, les
sels de quinine pourraient enrayer les accidents
et réduire la durée totale de la maladie à deux
jours. Ils auraient de plus une influence immédiatement favorable sur la rougeur, le gonflement et l'hypersécrétion. S'ils sont impuissants à
empêcher l'angine de virer vers le phlegmon, leur
efficacité n'est pas contestable.

Depuis cette époque, de nouvelles substances
ont été expérimentées avec succès dans la cure
des angines tonsillaires, et ont quelque peu nui
à la vogue naissante des préparations quiniques.
Parmi elles, l'antipyrine mérite une mention. Cet
agent auquel ses nombreux succès contre tant
d'états morbides ont prêté quelque peu les
allures d'une panacée universelle, possède sur
certaines affections de la gorge une action bien-
faisante très réelle. L'amygdalite est une de celles
qui sont appelées à en bénéficier. Le plus souvent,
prescrite à temps, elle modère la fièvre, atténue
notablement la douleur locale. le malaise et la
dysphagie. Son influence se fait sentir probablement autant sur l'état nerveux que sur l'infection. (La dose utile varie, suivant l'âge, de 3 à
6 grammes par jour.)

Les médecins assez nombreux qui veulent
rattacher l'amygdalite au rhumatisme, ont mis
en lumière les effets également favorables dans
les deux maladies, du salicylate de soude et de
l'acide salicylique. La même idée théorique a fait
préconiser contre les angines tonsillaires, le

benzoate de soude. Ces trois médicaments sont toujours susceptibles d'exercer une heureuse influence sur l'état fébrile et l'élément douloureux, mais ils ne jouissent pas là de la spécificité qu'ils possèdent (le salicylate en particulier) contre l'angine rhumatismale vraie.

Le *salol* représente la dernière innovation thérapeutique, et s'il faut en croire ses défenseurs, ses bienfaits l'emporteraient sur ceux de tous les agents précédents. Gouguenheim[1] l'a expérimenté dans les inflammations tonsillaires, et les faits qu'il rapporte dans son mémoire ne laissent pas d'être très encourageants. Le salol, qui agirait, suivant lui, dans toutes les angines aiguës, aurait pour constant avantage d'éteindre rapidement la douleur et la dysphagie, de faire tomber la température et de hâter la terminaison du mal. Il est vrai, que son action serait nulle sur la suppuration; mais, grâce à lui cependant, les symptômes de l'angine phlegmoneuse seraient rendus plus supportables, et sa durée, moindre. En Amérique, un travail de Jonathan Wright[2], sur le même sujet, a paru depuis; il porte sur cinquante observations qui sont toutes à la louange du remède. Dans tous ces cas, douleur et

---

1. GOUGUENHEIM, *Emploi du salol dans les angines.* (*Revue générale de clinique et de thérapeutique*, 1889, n° 34, p. 543.)

2. JONATHAN WRIGHT, *Le salol dans l'amygdalite aiguë et la pharyngite* (*The Americ. journ. of med. sc.*, août 1890, p. 158).

dysphagie cédèrent rapidement, la défervescence ne se fit pas attendre, et la durée totale fut toujours écourtée. La dose minima par jour, pour Gouguenheim comme pour Wright, peut être fixée à quatre grammes. Enfin en juin 91, St-Philippe [1] a célébré à Bordeaux les vertus du salol, même contre la périamygdalite suppurée. Une quinzaine de faits personnels lui permettent d'affirmer l'action très favorable de cet agent thérapeutique. Administré dès le début de l'angine phlegmoneuse franche et unilatérale, il peut faire avorter la suppuration ou en tout cas modifier rapidement la scène morbide. L'auteur n'a eu à noter qu'un seul échec, dû à ce que le salol fut seulement donné le sixième jour. Dans tous les autres cas, dès les premières doses, se produisit une sorte d'expuition lente teintée de sang qui soulageait beaucoup les malades, tellement qu'on est tenté d'admettre une véritable action élective de ce sel sur le pharynx. St-Philippe a employé chez les enfants de trois à dix ans des doses variant de 2 à 4 grammes; chez l'adulte il est souvent utile de pousser jusqu'à 8 grammes, en ayant soin de surveiller la couleur des urines qui peut tourner rapidement au noir, lorsque la saturation de l'organisme est atteinte. Nous-même, dans les quelques cas où il nous a été donné de soigner l'amygdalite par le salol, ne l'avons pas trouvé inférieur à sa réputation.

Le salol peut faire avorter l'amygdalite phlegmoneuse.

----

1. St-Philippe, Communication à la Société médicale de Bordeaux, 16 juin 1891.

Le traitement des phlegmasies aiguës des amygdales accessoires, ne prête pas à des considérations bien spéciales. Seule l'amygdalite pharyngée doit nous arrêter. Elle réclame en effet, non des gargarismes, mais des inhalations (vapeurs d'eau distillée de benjoin) et au besoin des insufflations d'aristol (Ruault). Les autres indications sont identiques à celles qui régissent la thérapeutique de l'amygdalite vulgaire.

Tous les détails qui précèdent peuvent s'appliquer au même titre, et au traitement de l'amygdalite simple régulière, et à celui des amygdalites suppurées. Il nous reste à indiquer les règles particulières qui doivent présider à la cure de ces formes à terminaison spéciale.

Traitement des formes suppurées en particulier.

Expectation dans l'amygdalite phlegmoneuse vraie.

Nous avons dit que les *suppurations folliculaires* intratonsillaires primitives avaient toujours une issue spontanée, assez prompte pour qu'il n'y ait pas lieu de chercher à hâter chirurgicalement la sortie du pus. Il suffira donc, dans ces cas, d'insister sur la médication topique émolliente et sur les applications chaudes, afin, comme on dit vulgairement, de mûrir l'abcès.

Traitement du phlegmon péritonsillaire. Nécessité de l'intervention chirurgicale.

Le traitement de la *périamygdalite* mérite de nous arrêter plus longtemps. Nombre de praticiens préfèrent lui laisser suivre sa marche naturelle, et attendre pour ainsi dire les bras croisés, l'issue spontanée du pus. La crainte d'un échec, ou d'une incision inutile, est souvent le principal motif de cette expectation qui, si elle sauvegarde l'amour-propre du médecin, prolonge, nous l'avons

dit, les tourments du malade. Dans le traitement
de cette forme d'angine tonsillaire, la première
indication consiste à hâter la collection du pus
en foyer, afin de provoquer ensuite au plus vite
son évacuation. Les émollients, les gargarismes,
ou les bains de gorge chauds, les pulvérisations
intrabuccales, remplissent bien ce but. Dès que
l'on peut soupçonner que l'abcès est collecté, le
point capital est de découvrir, aussi tôt que possible, son siège exact. Clarence Rice n'hésite pas
à affirmer qu'on ne peut guère trouver le foyer
que dans deux endroits différents, soit entre le
pilier antérieur et l'amygdale, soit dans l'épaisseur du pilier postérieur, et cela presque jamais
au-dessous d'un plan horizontal qui raserait le
dos de la langue. L'important, en pratique, est,
pour réussir dans cette recherche, d'examiner le
pharynx à l'aide d'un bon éclairage, et sans
épargner ni le temps, ni le soin. L'emploi de la
cocaïne est presque indispensable pour y parvenir.
L'application sur l'amygdale d'une solution au
1/10 réduit généralement assez cette glande,
pour permettre d'apercevoir nettement le pilier
postérieur, qu'elle cachait, et par suite, la collection purulente qui peut siéger dans son épaisseur. Lorsque l'on est bien renseigné sur l'en-
droit où se dissimule le pus, une large incision,
avec un bistouri dont on entoure la lame de
papier de soie jusqu'à un centimètre de sa pointe,
est la meilleure façon d'intervenir. Dans le doute,
au contraire, on pourra tirer parti d'un procédé

Points où se
collecte le
pus. Utilité
de l'anesthé-
sie pour les
découvrir.

de tâtonnement qui est sans danger et a réussi entre les mains de Cl. Rice. Il consiste à faire, à travers le pilier antérieur, une ponction d'un demi-centimètre de profondeur environ, soit avec un bistouri à lame étroite, soit à l'aide de la pointe galvanocaustique. On introduit ensuite dans la boutonnière ainsi formée une forte sonde cannelée, à l'aide de laquelle on dissocie profondément le tissu conjonctif péritonsillaire, principalement vers l'angle antéro-externe de l'amygdale. Cette méthode permettrait, dans un grand nombre de cas, de découvrir prématurément la collection purulente; elle aurait en outre pour avantage de diminuer la tension des parties et de préparer d'avance une voie au pus, et cela, sans aucun risque d'hémorrhagie ni d'autre complication. Il importe de maintenir l'ouverture ainsi faite en y passant journellement la sonde, afin de l'empêcher de se refermer avant la conclusion du phlegmon. Ce procédé serait, dans tous les cas, supérieur aux scarifications qui ne soulagent que très passagèrement, et dont la répétition n'est pas sans inconvénients.

En suivant cette ligne de conduite, on aura de grandes chances de mener à bien le traitement chirurgical de la périamygdalite phlegmoneuse, c'est-à-dire que le médecin aura la satisfaction de mettre rapidement un terme aux angoisses de son malade.

Les amygdalites anomales ont des allures cliniques trop variables et trop capricieuses, pour qu'il soit possible de tirer de leur histoire des indications thérapeutiques particulières. Dans ces cas extraordinaires, la médication symptomatique est seule de mise, c'est du moins la seule dont notre ignorance nous laisse disposer. A chaque complication viscérale répondent des préceptes appropriés sur lesquels nous ne pouvons nous étendre ici. La grande préoccupation du médecin consistera à avoir présentes à la mémoire toutes les éventualités possible, et à se livrer journellement à un examen du malade assez approfondi pour que nulle des phases du mal ne passe inaperçue. Dans les formes intenses, hyperpyrétiques et adynamiques, on insistera sur les préparations de quinine, les toniques et les stimulants diffusibles (alcool, éther, caféine). Dans tous les cas, on ne devra pas négliger les toilettes fréquentes et minutieuses de la gorge. L'albuminurie, une fois constatée, sera suivie pas à pas jusqu'à sa disparition complète qui fera seule laisser de côté l'hygiène spéciale qu'elle réclame. Enfin l'urine sera surtout examinée régulièrement durant la convalescence, et même pendant quelque temps après la guérison afin de s'assurer de la parfaite réparation des lésions rénales. Somme toute, ce que l'on devra constamment avoir présent à l'esprit, c'est que l'on se trouve alors en présence d'infections de l'économie aussi profondes et aussi perfides que les fièvres les plus graves, et qui par suite exigent une égale sollicitude.

fixes au traitement des formes anomales.

TABLE DES MATIÈRES

SCEAUX. IMP. CHARAIRE ET Cie.

9 782329 282725